Kurt Tepperwein
Mentales Augentraining

Kurt Tepperwein

Mentales Augentraining

So verbessern Sie Ihre Sehfähigkeit

///////////////////////// SILBERSCHNUR /////////////////////////

Die Informationen dieses Buches sind nach bestem Wissen und Gewissen dargestellt und möchten Ihnen helfen, Ihre Augenprobleme einmal mit „anderen" Augen zu sehen. Sie bieten Ihnen neue Impulse und Sichtweisen an. Natürlich ersetzt dies nicht den Gang zum Augenarzt.
Weder Autor noch Verlag können daher eine Haftung für Schäden irgendwelcher Art übernehmen, die direkt oder indirekt aus der Anwendung des Inhalts dieses Buches entstehen könnten.

Alle Rechte – auch die des auszugsweisen Nachdrucks, der fotomechanischen Wiedergabe, der Übersetzung und der Einspeicherung und Verarbeitung in elektronischen Systemen – vorbehalten.

© Verlag »Die Silberschnur« GmbH

ISBN 3-89845-004-X

1. Auflage 2002
2. Auflage 2006

Covergestaltung: XPresentation, Boppard
Druck: Finidr, s.r.o. Český Těšín

Verlag »Die Silberschnur« GmbH · Steinstraße 1 · D-56593 Güllesheim

www.silberschnur.de
e-mail: info@silberschnur.de

Inhalt

Vorwort 9

I. Unsere Augen –
die Verbindung zwischen Seele und Welt 11

II. Die Anatomie des Auges 17

III. Augenkrankheiten 23

IV. Augenkrankheiten in der Organsprache 39

V. Wege zum besseren Sehen 47

VI. Sechs einfache Übungen zum Augentraining 69

VII. Affirmationen 81

VIII. 14 Weisen, achtsam sehen zu lernen 103

Arbeitsblatt

Diese Augenfibel
ist jenen gewidmet,
die von der Durch-Sicht
wieder zur Ein-Sicht
kommen wollen.

Felix Aeschbacher
Dipl. Psychologe und Co-Autor

„Ich hebe meine Augen
auf zu den Bergen, von welchen
mir Hilfe kommt. Meine Hilfe
kommt vom Herrn, der Himmel
und Erde erschaffen hat."

Psalm des David

Vorwort

„Brechungsfehler, welche den Gebrauch von Brillen hervorrufen, sind zuerst im Geistes- und Seelenleben des Menschen vorhanden, ehe sie im Auge sind."

Dr. Schulz

Liebe Leserin, lieber Leser,

vielleicht benötigen Sie heute noch eine Brille, um diese Zeilen lesen zu können. Das kann sich ändern, wenn Sie sich dazu entschließen, aktiv etwas für Ihre Sehkraft zu tun.

Damit Sie ein besseres Verständnis für die Zusammenhänge bekommen, haben wir dieses Buch **in zwei Hauptteile unterteilt:**

- Zu Anfang machen wir Sie mit der **Funktion des Auges** bekannt, um dann die einzelnen Augenprobleme und -erkrankungen alphabetisch zu erläutern (Kap. I – IV).

- Im zweiten Teil haben wir – ebenfalls alphabetisch geordnet – eine Aufstellung über verschiedene **unterstützende Maßnahmen zur Erhaltung und Verbesserung der Sehfähigkeit** erarbeitet (Kap. V – VIII).

Alles ist möglich, wenn Sie es wirklich wollen! Dies gilt auch für eine Verbesserung Ihrer Sehkraft.

Notwendig dazu ist die konsequente Arbeit an sich selbst, indem Sie

- die neuen Erkenntnisse in die Praxis umsetzen,
- Ihre Denkgewohnheiten ändern
- und Ihre Lebenseinstellung überprüfen
- sowie praktische Übungen ausführen.

Wir wünschen Ihnen viel Freude dabei und natürlich viel Erfolg.

Kurt Tepperwein
Felix Aeschbacher

I.

Unsere Augen – die Verbindung zwischen Seele und Welt

Die Augen sind bekanntlich der Spiegel der Seele: Alles, was sich in unserem Inneren abspielt, zeigen unsere Augen. Strahlende Augen spiegeln Glück, Liebe und Harmonie wieder, trübe Augen zeigen Kummer, Trauer und Krankheit. Glanzlose Augen sind Ausdruck mangelnder Lebensfreude und Energie. Der Tod schließlich lässt unsere Augen brechen – sie werden glasig und erlöschen.

Daran sehen wir, dass unsere Augen weit mehr als alle anderen Sinnesorgane unsere Lebenseinstellung und -situation zeigen, dass sie unseren Gemütszustand und unser Seelenleben repräsentieren. Das Auge ist die Verbindung zwischen unserem Inneren und der Welt, und es zeigt, ob wir bereit sind, die Welt in uns aufzunehmen oder ob wir dazu neigen, unsere Augen vor der Welt zu verschließen.

An uns liegt es, **mit welchem Blick wir in die Welt sehen** – fröhlich und optimistisch oder ängstlich und böse. Es gibt lustige Augen, ja sogar lachende Augen – und es gibt vor Wut verdunkelte Augen, hasserfüllte und liebevolle Blicke.

In der Weise, in der wir unsere Umwelt wahrnehmen, wird sie sich uns darstellen. **Das macht deutlich, dass Augenprobleme niemals reine Organprobleme sein können,** sondern immer – und zwar im großen Maß – die Psyche mit einschließen. Nicht umsonst heißt es „mit Blindheit geschlagen sein", „mir gehen die Augen auf (oder über)", „alles durch die rosarote Brille sehen", „ein böser Blick".

Die Denkebene zeigt sich ebenfalls über den Blick: „Einsicht haben", „die Übersicht behalten", „Ansichten vertreten". Interessanterweise hat man inzwischen festgestellt, dass sogar die Konzentrationsfähigkeit und das Erinnerungsvermögen ebenso wie die Denkfähigkeit sehr eng mit dem Sehen in Zusammenhang stehen.

Über die Augen wird die Verbindung von Geist und Seele deutlich.

Jeder sieht anders und sieht deshalb anderes – und nimmt die Dinge auf seine ganz persönliche Weise wahr. Es sind auch nicht die Augen selbst, die sehen, sondern **wir sehen DURCH unsere Augen.**

Und wir entscheiden, was wir sehen möchten – und das nehmen wir dann auch wahr. Nicht zufällig sagt man den Kurzsichtigen nach, dass sie Entferntes und Weitsichtige Naheliegendes nicht sehen.

Unsere Persönlichkeit und unsere Sehfähigkeit sind engstens miteinander verknüpft. Wer Probleme mit den Augen hat, sollte eine **ganzheitliche Lösung** anstreben. Nur ein harmonischer Ausgleich zwischen Geist und Seele im

Zusammenspiel mit dem Auge macht ein Sehen ohne „Seh-Hilfe" möglich.

Gerade heutzutage führen Stress, also übermäßige Anspannung, Existenzprobleme und berufliche oder schulische Überlastung zu Verkrampfungen im ganzen Körper. Davon sind auch die Augenmuskeln betroffen. Sie sind verspannt oder zu stark angespannt durch äußere oder seelische Belastungen, was nachhaltige Sehstörungen mit sich bringt. Erst die **Kenntnisse um diese umfassenden Zusammenhänge** können einen gangbaren Lösungsweg aufzeigen. Viele Möglichkeiten zur Verbesserung der Sehfähigkeit werden heute angeboten. Es gilt hier, sich an realisierbare Methoden zu halten, Sinnvolles von Nutzlosem zu unterscheiden.

Unter bestimmten Voraussetzungen ist es durchaus möglich, durch ein verändertes Bewusstsein, durch gezielte Trainingsmaßnahmen und eine andere Lebenshaltung **seine Sehstärke um einige Dioptrien zu verbessern.** Allein schon die Bewusstwerdung des Sehvorgangs macht die Ansatzpunkte für eine Verbesserung der Sehfähigkeit deutlich. Besonders erwähnenswert sind das altersbedingte Nachlassen der Sehschärfe oder vorbeugende Maßnahmen bei besonders die Augen strapazierenden Berufen, wie etwa bei der Arbeit an Bildschirmen etc.

Das Wecken der Sensibilität für die Augen und die Berücksichtigung der Bedürfnisse der Augen können zu überraschenden Ergebnissen führen, die tatsächlich an Wunder grenzende Folgen haben können.

Das Augentraining nach der Bates-Methode etwa macht deutlich, wie sehr der Sehvorgang mit unserem ganzen Sein in Verbindung steht. Am Seh-Prozess sind nicht nur die Augen, sondern das Gehirn, der Geist und unsere Seele mit beteiligt. Die Information, die das Auge erhält, wird auf die Netzhaut geleitet, von dort gelangt sie in das Gehirn. Dort vermischt sich diese Information mit den bereits in der Vergangenheit gespeicherten Eindrücken, und erst dann nehmen wir das Bild wahr.

Durch Augentraining werden nicht nur die Konturen der Außenwelt klarer und schärfer, auch unser Innenleben wird uns bewusster. Manches müssen wir dann sehen, was wir bisher so erfolgreich übersehen haben.

Eine Veränderung der Sehschärfe geht immer einher mit einer Veränderung des Bewusstseins. Es ist ein schmerzlicher Prozess, wenn die Sehstärke nachlässt – es ist aber auch ein schmerzhafter Prozess, Sehschwäche wieder abzubauen. Dieser Vorgang bedeutet eine Auseinandersetzung mit verdrängten Problemen, die Akzeptanz der eigenen Persönlichkeit, neue (möglicherweise) unliebsame Erkenntnisse über das eigene Verhalten.

Wer jedoch bereit ist, all dies auf sich zu nehmen, der wird nicht nur eine optische Verbesserung, sondern auch eine positive Veränderung seiner Lebensumstände bemerken können. Alte, verhärtete Strukturen können gelöst werden, und neue Wege eröffnen sich.

Das Training der Sehfähigkeit kann so zu einer spannenden Abenteuerreise zu sich SELBST werden – ein gutes Stück Selbstheilung.

II.

Die Anatomie des Auges

Betrachten wir die Augen zuerst anatomisch:

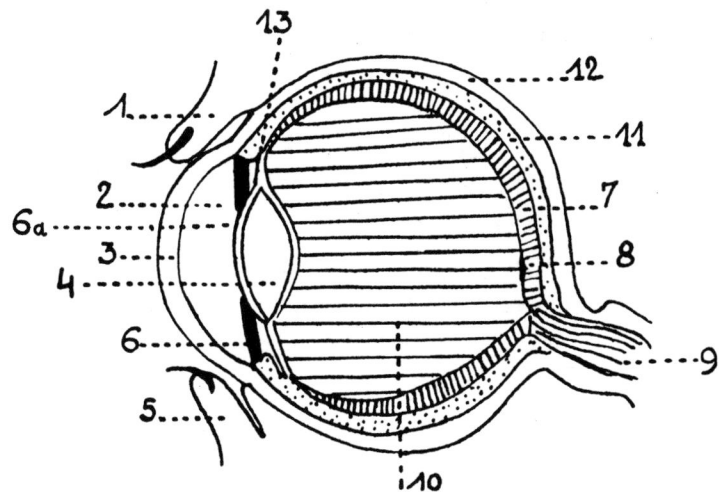

Der Augapfel liegt eingebettet in Fettgewebe in der Augenhöhle.
- **(2) Augenvorderkammer:** Die Augenvorderkammer liegt zwischen Hornhaut und Linse und ist mit Kammerwasser gefüllt. Ist der Abfluss des Kammerwassers

gestört, kann der Augeninnendruck ansteigen (wie beim „grünen Star").

- **(10) Glaskörper:** Eine gallertartige Flüssigkeit im Augapfel zwischen Linse und Netzhaut. Sie besteht überwiegend aus Wasser.

- **(3) Hornhaut:** Sie ist durchsichtig, gefäßlos und hat die Form eines Uhrglases. Sie besteht aus mehreren Schichten.

- **(12) Lederhaut:** Sie ist die äußere Hülle des Augapfels.

- **(4) Linse:** Sie besteht zu 65 % aus Wasser, zu 35 % aus Eiweiß, ist gefäßlos, farblos und durchsichtig. Ihre Aufgabe ist es, einfallende Lichtstrahlen auf die Netzhautmitte zu bündeln. Sie kann ihre Form durch „Abkugeln" verändern und dadurch an Brechkraft gewinnen.

- **(7) Netzhaut (Retina):** Sie hat verschiedene Strukturierungen. Für das Sehen sind zwei unterschiedliche Zellarten – Stäbchen und Zapfen – wichtig. Impulse gehen über die Nervenbahnen des Sehnervs zum Gehirn.

- **(6a) Pupille:** Runde Öffnung in der Regenbogenhaut, das „Sehloch".

- **(6) Regenbogenhaut (Iris):** Kreisförmige Membran um die Pupille, die durch zwei Muskeln den Lichteinfall steuert.

- **(9) Sehnerv:** Er ist eine dem Vorderhirn entstammende sensorische Faserbahn und leitet die von den Nervenzellen der Netzhaut gesammelten Reize ans Gehirn.

- Auf der Zeichnung finden Sie weiterhin: (1) das obere Augenlid, (5) unteres Augenlid, (8) gelber Fleck, (11) Aderhaut

- **(13) Ziliarmuskeln** (siehe Abb. S. 17): Sie sind die Akkomodationsmuskeln und bewirken die Einstellung der Linse (Fokussierung) auf die zu sehenden Gegenstände.

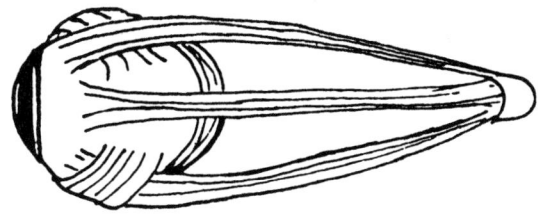

Die äußere Hülle des Auges wird **Lederhaut** genannt, wobei die Vorderseite in die Hornhaut übergeht. Die mittlere Augenhülle besteht aus der Innenseite der Aderhaut, der Regenbogenhaut oder Iris. In der Mitte der ringförmigen Iris liegt die Pupille, sozusagen das „Sehloch". Das Augeninnere besteht aus einer durchsichtigen, gallertartigen Masse, die für die Spannung des Auges verantwortlich ist – sie wird Glaskörper genannt. Die vorderen bzw. hinteren Augenkammern liegen zwischen der Hornhautrückseite, der Iris und der Vorderkapsel der Augenlinse bzw. zwischen Irisrückfläche, der Linse und dem Glaskörper der hinteren

Augenkammer. Die Augenlinse und die Hornhaut sorgen für die Schärfe des Bildes. Ober- und Unterlider mit den Wimpern schützen die Augen vor äußeren Einflüssen.

Was geschieht nun beim Sehen?

Wir können das Auge mit einem **Fotoapparat** vergleichen: Einfallendes Licht wird von der Hornhaut und dann von der Linse gebrochen. Hornhaut und Linse bündeln Licht in einem Brennpunkt, das bei normalem Sehen auf die Netzhaut projiziert wird, bei Kurzsichtigkeit davor und bei Weitsichtigkeit dahinter.

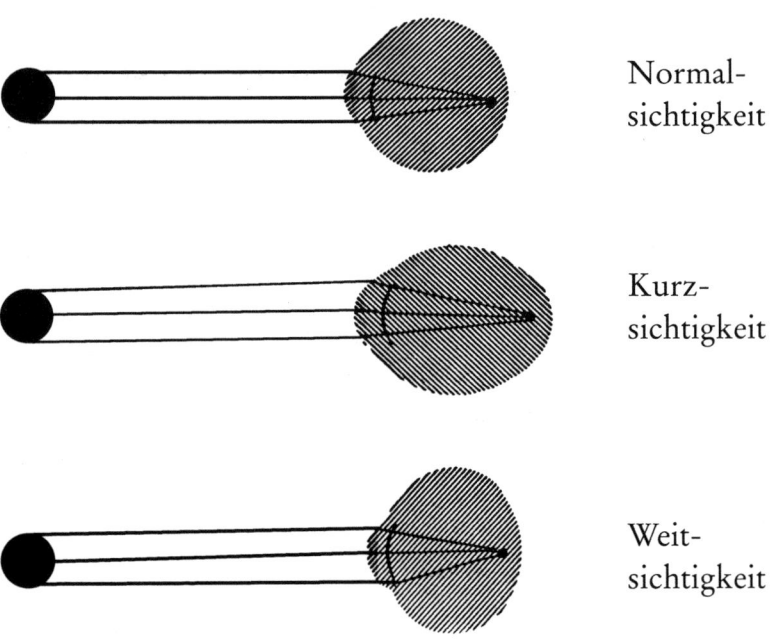

Das Auge muss sich auf die jeweiligen Entfernungen einstellen, wobei sich die Brechkraft entsprechend verändert. Bei nahen Objekten muss das Licht stärker gebrochen werden als bei weiter entfernten. Eine Erhöhung der Brechkraft wird durch ein Abkugeln der Linse (Akkommodation) erreicht. Der Ziliarmuskel wird stärker zusammengezogen, die Linse wölbt sich etwas mehr.

Das Sehen ist ein äußerst komplizierter Vorgang, bei dem gleichzeitig mehrere Prozesse ablaufen. Dazu gehören die Einstellung der Augachsen und die Einstellung der Pupillen durch die äußeren bzw. inneren Augenmuskeln.

Jedes Auge ist mit beiden Gehirnhälften verbunden. Es ist nicht so, dass das rechte Auge mit der linken Gehirnhälfte verbunden wäre und das linke mit der rechten. So einfach ist es nicht, da die Nervenfasern aus den Augen nur teilweise zur Gegenseite des Gehirns kreuzen – ein insgesamt also recht komplizierter Vorgang.

Die Einsicht, dass **jede Gehirnhälfte** für bestimmte Funktionen steht, hat sich mehr und mehr verbreitet und ist inzwischen auch wissenschaftlich anerkannt. Vereinfacht ausgedrückt ist die linke Gehirnhälfte der Sitz des logischen Denkens, des Rationalen, der Anspannung und des Verständnisses für Zahlen. Rechts sitzen das Subjektive, die Intuition, die Emotion. Wenn beide Gehirnhälften „eingeschaltet" sind, dann ist der Mensch in der Lage, alle Lebenssituationen zu meistern; er agiert und reagiert, er „ist da", aktiv und dynamisch. **Solche Menschen haben die wenigsten Probleme – auch im gesundheitlichen Bereich.**

III.

Augen-Krankheiten

Nachdem wir uns die Anatomie der Augen vergegenwärtigt haben, fragen wir uns jetzt, wie Augenkrankheiten oder Fehlsichtigkeit zustande kommen können.

Das Auge ist nicht allein der Spiegel der Seele, sondern es gibt auch **Aufschluss über körperliche Erkrankungen:** Diabetes, Nierenentzündung, Bluthochdruck, Arteriosklerose sowie andere Krankheiten können bestimmte Augenschäden verursachen. Wenn Sie Probleme mit Ihren Augen bekommen, sollten Sie auf jeden Fall im Rahmen einer Generaluntersuchung abklären lassen, ob Ihre Beschwerden vielleicht im Zusammenhang mit einer anderen körperlichen Erkrankung stehen.

Nachfolgend erläutern wir die bekanntesten Augenkrankheiten:

Allergische Augenerkrankungen:

s. Bindehautentzündung

Alterssichtigkeit:

Dieser Ausdruck wird im Allgemeinen für die etwa im Alter von vierzig Jahren beginnende **nachlassende Nahanpassungsfähigkeit** der Augenlinse verwendet. Es entwickelt sich eine Art Weitsichtigkeit. Je eher mit der Entspannung der Augenmuskeln begonnen wird, desto besser kann das Sehvermögen erhalten oder wieder verbessert werden (siehe auch Weitsichtigkeit). Alterssichtigkeit steht psychologisch für den so genannten **Alters-Starrsinn**, d.h. die Fixierung auf ein festes Denkmuster, die mangelnde oder nachlassende geistige Flexibilität, den Rückzug nach dem Motto: Ich bin alt (das heißt: weise), und deshalb habe ich Recht.

Astigmatismus:

Durch eine **Verkrümmung der Hornhaut** ist die Abbildung auf der Netzhaut nicht punktuell, sondern verzerrt. Es gibt keinen genau abgegrenzten Brennpunkt. Das Bild wird unscharf – ähnlich einem Blick durch ein gewölbtes Glas.

Die leichte Form des Astigmatismus ist abhängig von dem Grad der Anspannung bzw. der Ermüdung des Auges und tritt deshalb häufiger abends auf. Astigmatismus kann auch mit Körperhaltung sowie mit emotionalen Faktoren zusammenhängen. Schwere Formen des Astigmatismus benötigen eine Brille. Astigmatische Augen ermüden schnell, sie tun weh. Fragen Sie sich einmal, was Ihrer Seele weh tut, wenn Sie in die Welt blicken? Welches Auge ist astigmatisch? Astigmatismus kann allein, aber auch in Verbindung mit anderen Sehstörungen auftreten.

Bindehautentzündung (Konjunktivitis):

Die Bindehaut, eine Membran, die die Lederhaut des Auges bedeckt und gleichzeitig schützt, kann durch alle Einflüsse unserer Umwelt gereizt werden: Smog, Pollen, chemische Stoffe, Tabakrauch – um nur einige zu nennen. Auch Zugluft oder Fremdkörper im Auge können eine Entzündung der Bindehaut hervorrufen.

Eine häufige Ursache für eine Bindehautentzündung ist eine allergische Reaktion auf bestimmte Stoffe. Das Auge ist gereizt, gerötet und tränt, oftmals ist es extrem lichtempfindlich. Die Augenumgebung kann anschwellen.

Wie bei allen anderen Allergien auch handelt es sich hier um eine **Störung im körpereigenen Abwehrsys-**

tem. Beim Allergiker ist dieses System massiv gestört, denn es macht körperfreundliche Stoffe zu Körperfeinden. Allergien haben immer eine seelische Komponente. **Übertriebene Abwehr** wird nur dort entstehen, wo große Angst herrscht. Der Abwehrmechanismus unserer Psyche beginnt zu wirken. Sehr häufig liegt der Ursprung in nicht ausgelebten Aggressionen, die sich dann gegen den eigenen Körper richten. **Finden Sie heraus, auf was Sie allergisch reagieren,** fragen Sie nach den Ursachen. Sind Sie etwa gegen Hausstaub allergisch, dann suchen Sie den Grund dafür möglicherweise in Ihrer Angst vor Schmutz. Ein Abbau allergischer Augenreaktionen ist nur durch eine Ursachenbehandlung möglich; alles andere bleibt eine reine Symptombehandlung. Dafür gibt es heute viele verschiedene Medikamente und Therapieformen. Doch nur die Berücksichtigung der seelischen Faktoren bringt nachhaltige Hilfe – nicht nur für die Augen, sondern für alle Lebensbereiche. Wie stark die Verbindung zwischen Gedanke und Körper ist, zeigt die Reaktion mancher Allergiker, wenn sie nur an den allergieauslösenden Faktor denken: Die Symptome entstehen bereits mit dem Gedanken daran!

Diabetes:

Mit Diabetes ist ein **zehnmal höheres Risiko zur Erblindung** verbunden. Das Insulin erhält zwar den

Diabetiker lebensfähig, doch lässt sich eine Auswirkung der Krankheit auf die verschiedenen Organe nicht verhindern. Das Auge leidet dabei durch den geschwächten Kreislauf am meisten. Außerdem können Blutfette und Plasma durch kleine Löcher in den Kapillaren in der Netzhaut abgelagert werden. Erhebliche Sehstörungen sind die Folge.

Bei jüngeren Diabetikern vergrößert sich das Kapillarsystem der Netzhaut, neue Blutgefäße können entstehen. Diese Gefäße können leicht platzen, und das entweichende Blut blockiert den Lichteinfall auf der Netzhaut. Eine vorübergehende Blindheit ist die Folge. Solange das Auge in der Lage ist, das Blut zu absorbieren, wird der Blick nach einiger Zeit wieder frei. Da diese Fähigkeit aber nicht unbegrenzt ist, besteht die Gefahr der ständigen Blindheit.

Farbblindheit:

s. Farbfehlsichtigkeit

Farbfehlsichtigkeit:

Wie intensiv wir Farben wahrnehmen können, ist vom Licht abhängig. In der Dunkelheit ist praktisch jeder farbenblind. Viele Menschen jedoch können auch bei

Tageslicht Farben nicht deutlich erkennen bzw. differenzieren. Am häufigsten tritt dies bei der **Unterscheidung von Rot und Grün** auf. Die Wissenschaft hat herausgefunden, dass der Mensch ursprünglich kein sehr ausgeprägtes Farbunterscheidungsvermögen hatte. Selbst heute können wir noch feststellen, dass die Wahrnehmung von Farben in den verschiedenen Kulturkreisen unterschiedlich ist. Im wahrsten Sinn des Wortes wird dies „sichtbar" an den Bezeichnungen bzw. Namen für einzelne Farben. Bestimmte Farben gibt es in manchen Sprachen einfach nicht!

Fehlsichtigkeit:

Dazu gehören alle Sehfehler, bei denen eine Brechungsanomalie des Auges vorliegt, bei der die Lichtstrahlen nicht punktuell auf der Netzhaut vereinigt werden. – Das heißt: Das Bild wird nicht mehr klar, sondern verschwommen wahrgenommen.

Wer nichts gegen die Fehlsichtigkeit unternimmt, also den bequemen Weg einschlägt und sich eine Brille verordnen lässt, erreicht nur, dass die Augen sich in der falschen Position fixieren – eine schleichende Verschlechterung der Sehfähigkeit folgt zwangsläufig. Eine solche Einstellung ist sichtbarer Beweis für einen bequemen Geist!

Gerstenkorn

Verstopfte Drüse am Lidrand, die sich entzündet, anschwillt und sehr schmerzhaft werden kann.

Glaukom:

(s. Grüner Star)

Grauer Star (Katarakt):

Durch **Ablagerung in der Augenlinse** entsteht eine Trübung der Linse, sodass das Licht nicht mehr zur Netzhaut dringen kann. Die Sehkraft wird vermindert. Anspannung und ein „starrer Blick" begünstigen diese Entwicklung. Der graue Star wird zwar zu den so genannten **Alterskrankheiten** gerechnet, kann jedoch auch in jungen Jahren auftreten, etwa durch Augenverletzungen, durch Veränderungen in den Körperfunktionen, Diabetes oder durch Drogen.

Der graue Star ist eine der am verbreitetsten Sehstörungen: Rund fünfzehn Prozent der Bevölkerung in den USA zwischen 52 und 85 Jahren leiden an dieser Augenkrankheit.

Der graue Star ist schmerzlos, er reduziert die Sehschärfe, macht den Blick verschwommen. Meist geht

dieser Prozess einher mit einer Überempfindlichkeit gegen helles Licht. Der graue Star kann langsam entstehen, er kann sich aber auch schnell entwickeln. Beide Augen können gleichzeitig befallen werden, die Erkrankung kann aber auch nur an einem Auge auftreten.
Die Schulmedizin bietet den chirurgischen Eingriff zur Behandlung an. Es gibt aber auch viele Fälle, bei denen das Sehvermögen sich von selbst wieder verbessert hat. Auch hier gilt, wie bei den meisten anderen Augenkrankheiten: Vorbeugung ist die beste Möglichkeit, eine Erkrankung zu verhindern. Wer an grauem Star leidet, sollte sich einmal fragen, wie er sein Leben empfindet. Sind Sie innerlich müde, ist Ihnen alles zu anstrengend? Kein Wunder, wenn sich dann Ablagerungen auch im Auge bilden.

Grüner Star (Glaukom):

Nicht behandelt **kann diese gefährliche Augenkrankheit zur Erblindung führen.** Symptome werden im Allgemeinen erst dann bemerkt, wenn eine Schädigung bereits eingetreten ist. Aus diesem Grund ist es äußerst wichtig, regelmäßig seine **Augen untersuchen zu lassen.** Nur der Augenarzt kann feststellen, ob sich gefährliche Erkrankungen im Augenbereich entwickeln.
Das Glaukom entwickelt sich im Augeninneren, und zwar in der vorderen Kammer, **wenn die Produktion**

von Kammerwasser in größerem Maß erfolgt als dessen Abtransport. Dadurch vermehrt sich die Flüssigkeit und drückt auf das Augeninnere, wodurch der Druck noch weiter ansteigt. Als Folge können die Nerven der Netzhaut und der Sehnerv geschädigt werden, was zu einer Einschränkung des Sehvermögens führen kann und im schlimmsten Fall zu Erblindung.

Bei **frühzeitiger Entdeckung des Glaukoms** kann durch ständige Medikamenteneinnahme dieser zerstörerische Prozess gestoppt werden, sodass wenigstens die noch vorhandene Sehfähigkeit erhalten werden kann. Ansonsten bleibt die operative Möglichkeit, die jedoch nicht ohne Gefahr ist.

Der grüne Star wird in Verbindung mit dem Alterungsprozess gebracht; etwa zwei Prozent der Bevölkerung entwickeln im Lauf ihres Lebens ein Glaukom. Der grüne Star steht für nicht ausgelebte Emotionen – unterdrückte Gefühle, die so lange zurückgehalten werden, bis man „platzt".

Können Sie Ihre Gefühle zeigen – die positiven und die negativen? Leben Sie Ihre Emotionen aus? Machen Sie Ihrem Ärger Luft, oder beherrschen Sie sich immer?

Hornhautentzündung (Keratitis):

Die meisten Hornhautentzündungen werden durch Bakterien, Viren und Pilze verursacht. In manchen Fällen kann eine **toxische Versuchung des gesamten**

Organismus, etwa durch eine chronische Krankheit, chronische Verstopfung etc., auch eine Entzündung der Hornhaut hervorrufen. Die alleinige Behandlung des Auges kann deshalb keinen nachhaltigen Erfolg bringen. Eine **Entgiftung des gesamten Körpers** ist unerlässlich.

Hornhautverletzung:

Oberflächliche Hornhautverletzungen, etwa durch winzige Staubkörnchen, sind ungefährlich. Das Auge hilft sich selbst durch verstärkten Tränenfluss und schwemmt den Fremdkörper aus. Alle anderen Verletzungen der Hornhaut gehören in sofortige ärztliche Behandlung. Der Fremdkörper muss entfernt und das Auge gereinigt werden, damit der Heilungsprozess einsetzen kann. Besonders gefährlich sind chemische Stoffe. Das Auge muss sofort unter fließendem Wasser gespült werden – schnellste ärztliche Behandlung ist unerlässlich.

Konjunktivitis

(s. Bindehautentzündung)

Kurzsichtigkeit (Myopie):

In westlichen Ländern ist jeder Fünfte kurzsichtig, die Tendenz ist steigend. Bisher wurde Kurzsichtigkeit als eine geerbte Sehschwäche betrachtet. Interessanterweise ist jedoch die Verbreitung der Kurzsichtigkeit abhängig von bestimmten Kulturkreisen, der jeweiligen Umweltsituation und der Schulbildung. In ländlichen Gegenden tragen nur fünf Prozent der Bevölkerung eine Brille, während **50 % der Abiturienten in den Städten kurzsichtig** sind! Neue Lebensumstände bringen veränderte Sehgewohnheiten mit sich – daraus ergeben sich dann natürlich wiederum andere Sehstörungen. Emotionaler und physischer Stress wirken auf die Sehfähigkeit. Psychologische Faktoren spielen eine wesentliche Rolle. Bestimmte Persönlichkeitsmerkmale lassen bestimmte Sehprobleme entstehen.

Im Gegensatz zur Weitsichtigkeit vereinigen sich bei der Kurzsichtigkeit die Lichtstrahlen vor der Netzhaut. Das Bild in der Ferne wird nur verschwommen wahrgenommen. Bei Kurzsichtigen scheint tatsächlich **eine Veränderung des Augapfels** vorzuliegen: Bei kurzsichtigen Augen sind die Augäpfel länger als bei normaler Sehstärke. Ständig angespannte Ziliarmuskeln machen die Fokussierung auf entfernte Punkte unmöglich. Bei jeder Kurzsichtigkeit kann eine Netzhautablösung entstehen. Ständige Kontrolle durch einen Arzt ist ratsam.

Kurzsichtige sind oftmals Menschen, die Schwierigkeiten haben, sich mit Dingen zu befassen, die außerhalb Ihrer „Sichtweite" liegen. Sie befassen sich nur mit dem Nächsten, sie nehmen nur das Naheliegende wahr.

Nachtblindheit:

Überwiegend beim Autofahren in der Dunkelheit treten Schwierigkeiten beim Sehen auf. Die Iris – in der Dunkelheit vergrößert – muss sich bei jedem plötzlichen Lichtschein schnell zusammenziehen, um sich dann wieder der Dunkelheit anzupassen und zu erweitern. Dieser Prozess benötigt normalerweise einige Minuten Zeit. Beim nächtlichen Autofahren mit den ständigen Lichtreflexen und einem schnellen Wechsel von Helligkeit zu Dunkelheit wird das Auge rasch überlastet. Hier helfen Atemübungen und bestimmte Sehtechniken. Bei einer genetisch bedingten totalen Nachtblindheit fehlen die Sehstäbchen bzw. sie sind nicht in genügender Anzahl vorhanden.

Netzhautablösung:

Die Netzhaut oder Retina ist eine dünne, lichtempfindliche Haut. Sie bedeckt die Innenfläche der hinteren Augenregion. Bei einer Netzhautablösung löst sich die Netzhaut von diesem Gewebe ab.

Die Netzhautablösung macht sich im Allgemeinen durch kleine Teilchen bemerkbar, die vor dem Auge schwimmen, oder durch einen Schleier über den Augen. Eine Operation kann die Erblindung verhindern, wobei die Heilungschancen am größten sind, wenn die Diagnose schnell gestellt und eine Operation unverzüglich durchgeführt wird.

Regenbogenhautentzündung (Iritis):

Hierbei handelt es sich um eine Autoimmunerkrankung, bei der der Körper sein eigenes Gewebe angreift. Die Iritis kann auch mit anderen entzündlichen Erkrankungen in Verbindung stehen oder gemeinsam mit Infektionskrankheiten auftreten.

Aus ganzheitlich-alternativer Sicht kann die Ursache auch an einer **Vergiftung des Organismus** liegen.

Im letzteren Fall kann die Entgiftung des Körpers zu einer Besserung der Symptome oder sogar zu einer Heilung führen.

Schielen:

Fehlerhafte Stellung eines oder beider Augen. Dadurch entsteht **ein Doppelbild, das das Gehirn nicht akzeptieren kann.** Deshalb schaltet es oft einfach eines der beiden Bilder aus. Das Sehen wird nur von einem Auge übernommen, die Sehnerven des anderen Auges verkümmern.

Weitsichtigkeit (Hyperopis und Presbyopie):

Unter **Hyperopis** verstehen wir die Weitsichtigkeit seit Kindesalter, unter **Presbyopie** die so genannte Altersweitsichtigkeit. Bisher wurde die Meinung vertreten, dass

Weitsichtigkeit vererbbar sei: Der Abstand von Hornhaut und Netzhaut ist zu kurz, sodass der Brennpunkt hinter der Netzhaut liegt und ein scharfes Fokussieren damit nicht möglich ist. Eine verstärkte Muskelarbeit kann die Krümmung der Linse so anpassen, dass auch entfernte Gegenstände fokussiert werden können. Es ist immer noch weit verbreitet, Kindern mit diesem Sehfehler sofort Brillen zu verordnen, damit sie ihre Augen nicht anstrengen müssen. Bei der Geburt und einige Zeit danach können Babys nur Grautöne wahrnehmen, sie sehen also verschwommen. Erst später kommt das Farbensehen hinzu, bis sich dann die Sehfähigkeit nach einigen Monaten normalisiert hat.

Es entsteht hier deshalb die Frage, inwieweit seelische Faktoren eine Rolle für die Weitsichtigkeit spielen. Operative Behandlungen gibt es im Moment nicht, sodass dem Weitsichtigen nur bleibt, eine Sehhilfe – Brille oder Kontaktlinsen – zu benutzen oder die Ursachen seiner Sehstörung herauszufinden und daran zu arbeiten.

Die Altersweitsichtigkeit ist eine bekannte Zivilisationskrankheit. Im Gegensatz zur Hyperopis ist jedoch bei der Presbyopie das Auge normal geformt. Hier liegt das Problem darin, dass durch den Verlust der Elastizität die innere Linse und der Ziliarmuskel ein klares Fokussieren nicht mehr erlauben. Die innere Linse besteht aus transparenten, elastischen Fasern, deren Zellen sich nicht regelmäßig erneuern. Sie haben ihre Funktion das ganze Leben zu erfüllen. Nach und nach sterben diese Zellen allmählich ab, wodurch die Sehfähigkeit beeinträchtigt wird. Exakte Ursachen für das Absterben der Zellen sind noch nicht bekannt.

Wer sich seinen klaren Blick bis ins hohe Alter erhalten will, der sollte besonders auf seine Ernährung und auf seinen Kreislauf achten. Da auch die Ziliarmuskeln eine wesentliche Rolle beim Sehen spielen, sollten alle Anstrengungen unternommen werden, um diese Muskeln funktionsfähig und elastisch zu erhalten.

Die innere Einstellung spielt natürlich, wie bei jeder Krankheit, eine wichtige Rolle. Wer das Motto „ab vierzig braucht jeder sowieso eine Brille" übernimmt, wird dann auch seine Brille erhalten. Er hat sich ja selbst schon auf seine nachlassende Sehfähigkeit eingestellt. Stress, Belastungen, Probleme – alles wirkt sich auf die Sehfähigkeit aus. Es ist keine Ausnahmeerscheinung, wenn ein Weitsichtiger im Urlaub – fern vom Alltag, entspannt und glücklich – plötzlich wieder ohne Brille lesen kann. Warum lassen Sie Stress im täglichen Leben zu?

IV.

Augenkrankheiten in der Organsprache

Was will mir meine Krankheit sagen?

Viele Menschen sehen Krankheiten oder körperliche Symptome nicht einfach nur als ein medizinisch-physiologisches Problem. Krankheit ist nicht einfach nur „da", sondern hat **Ursachen,** die meistens im geistigen und seelischen Bereich liegen.

Wir wollen **nicht einfach nur an Symptomen „herumdoktern",** sondern die geistig-seelischen Ursachen erkennen und beseitigen.

Es gilt also, **die „Sprache der Symptome" zu verstehen, ihre Bedeutung zu deuten.** So kann die bewusste Auseinandersetzung mit einer Krankheit zu einem wichtigen Schritt der Selbsterkenntnis werden.

Die geistigen und seelischen Ursachen für Krankheiten zu beseitigen, ist ein wichtiger Schritt der Selbstheilung. So trägt jeder Verantwortung für seinen Gesundheitszustand wie auch für seine Heilung.

Was bedeuten Augenprobleme?

Augenprobleme treten immer **auf der physischen Ebene in Erscheinung:** angefangen von einer leichten Kurzsichtigkeit bis hin zur völligen Erblindung.

Hier ist der Augenarzt gefragt, der Fachmann auf dieser physischen Ebene. Er erkennt die Deformationen und andere Erkrankungen, die wir im letzten Kapitel besprochen haben, und diagnostiziert sie entsprechend. Er versucht, durch „Seh-Hilfen" oder operative Eingriffe den Schaden organisch oder optisch zu korrigieren.

Auf der **emotionalen Ebene** deuten Augenprobleme auf **emotionale Blockaden, Ängste** hin. Ein psychischer Konflikt, eine starke Angst setzen sich so fest, dass sie auch auf physischer Ebene als Augenproblem in Erscheinung treten.

Bei emotionalen Blockaden stellen wir uns nicht dem Konflikt, sondern „wenden die Augen ab", „verschließen die Augen", verdrängen das Problem und werden „realitätsblind". Dieses Verdrängen ist immer ein Selbstschutz, da der Konflikt zu groß zu sein scheint, als dass er wirklich gelöst werden könnte.

Achten Sie einmal darauf, welche **Redewendungen** Sie benutzen, wenn es um die Augen, um den klaren Blick geht. Verwenden Sie häufig folgende Redewendungen?

- Ich traue meinen Augen nicht!
  (Habe ich so wenig Selbstvertrauen, dass ich nicht einmal meinen eigenen Augen traue?)

- Das springt sofort ins Auge!
  (Dann müssen Sie es schließen!)

- Das ging jetzt aber ins Auge!
  (Autsch! Davon halte ich mich in Zukunft fern.)

- Da bin ich noch einmal mit einem blauen Auge davon gekommen.
  (Das Problem ging zwar nicht ganz ins Auge, aber drum herum leidet alles.)

- Hast du keine Augen im Kopf?
  (Bist du ein blindes Huhn? Auch dieser Spruch diskriminiert das klare Sehen.)

- Hier fehlt mir der Durchblick / der Überblick!
  (Scheinbar auch eine Form von Blindheit.)

- ... den Blick abwenden.
  (Es nicht ertragen können, weil es zu sehr schmerzt.)

- Sieh mir in die Augen, wenn ich mit dir spreche!
  (Ein Ausspruch von Eltern, weil sie intuitiv spüren, dass die Augen etwas verbergen. So wird der Blick in die Augen auch zu einem Machtinstrument.)

Linkes und rechtes Auge haben auf emotionaler Ebene übrigens eine unterschiedliche Bedeutung. Halten Sie einmal ein Auge zu, und sehen Sie sich nur mit einem Auge einmal ein paar Minuten tief ins Gemüt. Wechseln Sie das

Auge, und nehmen Sie den Unterschied wahr. (Eine Übung, die geübt sein will. Oft lösen sich dabei ganze Tränenbäche. Der Blick in die eigene Seele ist am Anfang oft kaum zu ertragen.)

Das linke Auge symbolisiert eher das Innere, unser weibliches Prinzip; das rechte Auge eher die Einstellung zur Umwelt, also zu unserem männlichen Prinzip.

Schauen Sie bei dieser Übung **erst ins rechte Auge** (im Spiegel erscheint es als linkes), um zu lernen, sich selbst ins Auge zu sehen! Wenn Sie dies ein paar Minuten lang schaffen, nehmen Sie das andere Auge! Das geht dann noch tiefer.

Auf **mental-geistiger Ebene** sagen uns Augenprobleme, dass wir der nahen und fernen Realität endlich ins Auge sehen sollen. Träumereien ablegen und unsere Träume endlich auch verwirklichen!

Wir sollten im Umgang mit anderen Menschen lernen, ihnen **„auf Augenhöhe"** (ohne Minderwertigkeitskomplexe) **„in die Augen zu sehen"** (unsere „An-Sicht" klar und offen zum Ausdruck bringen).

Es könnte auch wichtig sein, geistigen Starrsinn (Dogmatismus, Ideologiegläubigkeit) zu überwinden – die Welt nicht durch eine „dogmatische Brille" zu sehen, sondern der Wirklichkeit „klar ins Auge zu blicken". Entspanntes Sehen bedarf auch geistiger Flexibilität. Nicht alles so ernst nehmen. Das Leben einmal auf die leichte Schulter nehmen.

Auf **seelisch-spiritueller Ebene** deuten Augenprobleme auf eine **Entfremdung sich selbst gegenüber** hin. Stehen „leere Augen" auch für eine „innere Leere"? Geht die Suche nach dem Sinn ins Leere?

Sind Augenprobleme Ausdruck eines „nach innen gekehrten Seins" (introvertiert), ohne jedoch den Kontakt zur Seele schon gefunden zu haben?

Auf seelisch-spiritueller Ebene sollten wir auch lernen, „**mit dem Herzen zu sehen**". So bekommen auch unsere Augen einen ganz anderen Blick, werden weicher, liebevoller, leuchtender.

Es gibt heute eine Menge an Literatur zur Deutung der Organsprache. Wir können hier nur Hinweise geben. Aber wir wollen dieses Kapitel nicht abschließen, ohne zu den gängigsten Augenproblemen (wieder in alphabetischer Reihenfolge) die mögliche geistig-seelische Bedeutung anzudeuten:

Bindehautentzündung
Mangelnde Bereitschaft, einen (aktuellen) Konflikt anzuschauen, Überforderung, Nicht-einverstanden-Sein.

Blindheit
Aufforderung, die „geistig-spirituelle Sicht" zu stärken, die Wirklichkeit mit dem „inneren Auge" zu erfassen.

Kurzsichtigkeit
Angst vor der Außenwelt, Leistungsdruck, Stress, fehlende „Weitsicht". Die Hemmung, Angst und Aggressionen frei zu äußern.

Nachtblindheit
Aufforderung, die eigene Sicht der Dinge zu ändern, die Augen zu öffnen für alle Dinge des Lebens, die Dinge „in einem anderen" Licht zu sehen.

Schielen
Aufforderung, geistig flexibler zu werden, die Wirklichkeit hinter dem Schein zu erkennen, die Dinge richtig einzuordnen.

(Grauer) Star
Störung des Stoffwechsels, geistig-seelischer „Bewegungsmangel", erstarrte Ansicht. Aufforderung, mehr Anteil zu nehmen und zu geben.

(Grüner Star)
Innerer Druck durch Gefühlsblockaden, tiefsitzende Depression, ungelöste und unterdrückte Aufgabe, fehlende „Ent-Spannung".

Weitsichtigkeit
Zurückgehaltene Wut und Ärger, die nicht geäußert werden (können); Neigung, ständig über etwas „hinwegsehen" zu müssen, Verhärtung in der geistig-seelischen Haltung.

Finden Sie hier schon Hinweise, wie Sie auf geistig-seelischer Ebene Ihr Augentraining unterstützen können? Vergleichen Sie diese Hinweise auch mit Ihren Lebens-Problemen und Aufgabenstellungen (siehe Arbeitsblatt im Anhang). Finden Sie hier schon Zusammenhänge?

V.

Wege zum besseren Sehen

Es gibt viele Wege, doch nur ein Ziel. Wir bieten Ihnen hier verschiedene Möglichkeiten an, Ihre Sehfähigkeit zu erhalten, zu stärken und unter Umständen sogar Augenfehler zu beheben.
Bevor Sie jedoch bei Erkrankungen des Auges zur Eigenbehandlung schreiten, sollten Sie auf jeden Fall einen Arzt konsultieren.
Viele unserer Vorschläge dienen der Verbesserung und der Erhaltung der Sehfähigkeit. Diese Übungen können Sie bedenkenlos alleine ausführen.

Akupressur

Akupressur ist eine so genannte **Punktmassage,** die hilft, Verspannungen zu lösen und Schmerzen zu lindern. Sie basiert auf den Erkenntnissen der chinesischen Akupunktur (siehe Akupunktur). Entsprechende Stellen an Ihrem Körper können Sie mit dem Finger in kreisenden

Bewegungen massieren, oder Sie klopfen mit der Fingerspitze leicht auf den Akupressur-Punkt. Wenn Sie Magnetpflaster auf den entsprechenden Stellen befestigen, wird die Wirkung verstärkt. Diese Pflaster erhalten Sie in Apotheken und Reformhäusern.

Zusätzlich zu den „normalen" Punkten gibt es **die Meisterpunkte**. Dabei werden nur ein oder zwei Punkte behandelt.

Eine ärztliche Diagnose ist die Basis für diesen Weg. Richtig angewandt kann die Massage der Meisterpunkte große Erfolge bringen, sogar bei Beschwerden, die sich durch die Behandlung der normalen Akupunkturpunkte nicht gebessert haben. Die Meisterpunkte dürfen nicht häufiger als fünfmal behandelt werden – und zwar in einem Abstand von drei bis sechs Tagen (je nach Krankheitsbild). Es wird nur ein schwacher Reiz gegeben.

Akupunktur

Akupunktur wird seit über 4.000 Jahren in China praktiziert. Diese Heilmethode breitete sich in den letzten Jahren mehr und mehr auch in der westlichen Welt aus. Inzwischen konnten viele Reaktionen, die durch die Akupunktur ausgelöst wurden, sogar schulmedizinisch nachvollzogen und bestätigt werden.

Der Grundgedanke der Akupunktur basiert darauf, dass eine vitale Energie sich in bestimmten Bahnen, genannt **Meridiane,** durch den Körper bewegt. Es gibt 26 Meridiane mit mindestens 900 Akupunkturpunkten. Der Energiefluss wird durch entsprechende äußere Reize, etwa mit Nadeln aus Gold oder Silber, beeinflusst. Je nachdem, welche Behandlung für das jeweilige Krankheitsbild angezeigt ist, wird eine Aktivierung bzw. eine Beruhigung eingeleitet, um einen Ausgleich im Organismus herzustellen.

Wenn wir unter Krankheit eine Disharmonie verstehen, **stellt die Akupunktur den notwendigen Ausgleich her:** Ein harmonisches Gleichgewicht der Kräfte im Körper wird angestrebt. Voraussetzung für jede Akupunkturbehandlung ist eine sorgfältige Diagnose. Auch wenn Akupunktur mit Elektrostimulation oder durch Laserstrahlen durchgeführt werden kann, wird die klassische Behandlung nach wie vor mit Nadeln gemacht. Die Nadeln werden von einem ausgebildeten Therapeuten oder Mediziner unterschiedlich tief, mit unterschiedlicher Stichtechnik in verschiedene Richtungen in die Haut gesetzt.

Jede Behandlung ist individuell auf den einzelnen Menschen abgestimmt. **Wenn zwei Menschen wegen Migräne behandelt werden, so sind die anzusprechenden Punkte bei beiden verschieden** – entsprechend ihrer persönlichen Situation, ihres Beschwerdebildes, ihrer Persönlichkeit.

Das Ohr gilt als der Körperteil, der wie kein anderer den gesamten Organismus repräsentiert. Dem Ohr werden 130 Punkte zugeordnet. Das mag an der Vorstellung liegen, dass die Ohrmuschel als Hülle für einen Embryo angesehen wird, wobei sein Kopf im Ohrläppchen liegt. Akupunktur wird nicht nur bei physischen Beschwerden sowie zur Tiefenentspannung (bei Operationen) angewandt, sondern besonders auch bei psychischen Störungen wie Depressionen und Ängsten. In letzter Zeit wurden auch erfolgreiche Behandlungen bei allergischen Krankheiten durchgeführt.

Auch bei Sehproblemen ist die Akupunktur ein gangbarer Lösungsweg, der an der Ursache ansetzt. Wo immer Blockaden vorliegen – zuerst im seelischen Bereich, die sich dann auch körperlich manifestieren –, ist eine Akupunkturbehandlung sinnvoll, um den Energiefluss wieder strömen zu lassen.

Alexander-Technik

Die von **Matthias Alexander, geboren 1896,** entwickelte Technik basiert auf dem Grundgedanken, dass der Mensch lernen kann, seine körperlichen und geistigen Kräfte optimal zur Bewältigung seiner Aufgaben einzusetzen.

Jeder, der sein Leben erfüllt, gesund und glücklich gestalten will, kann diese Methode erlernen.

Dazu ist die praktische Übung mit einem Therapeuten notwendig.

Die Technik baut auf drei Grundgedanken auf:

1. Es ist nicht wichtig, was uns geschieht. **Wichtig ist allein, was wir aus der jeweiligen Situation machen.**
Wir entscheiden, wie wir leben – und daraus resultieren bei einer positiven Einstellung Gesundheit, Wohlstand, Seelenfrieden, Harmonie.
Nur falsche Verhaltensformen schaffen die Probleme, machen uns krank und unglücklich. Erst die Bewusstwerdung der Zusammenhänge, der eigenen Verhaltensweisen und der Abschied von schlechten Gewohnheiten lassen ein erfülltes Leben zu.

2. Die Behandlung von Symptomen ist nutzlos. **Die Ursachen müssen herausgefunden, aufgeschlüsselt und geändert werden.**

3. Nach der Analyse wird ein Weg erarbeitet, nach den Erkenntnissen des eigenen Ichs zu leben – ohne Zwang und ohne Willensanstrengung **die eigenen Kräfte sinnvoll einzusetzen.**

So banale Dinge, wie auf einem Stuhl richtig zu sitzen, ohne zu ermüden, gehören zu der Alexander-Technik.
Diese Methode wirkt sich umfassend auf den ganzen Menschen aus. Der Stoffwechsel wird optimiert, Blutdruck, Atmung, Durchblutung verbessern sich, die Abwehrkräfte werden gesteigert, die Beweglichkeit vergrößert sich, der Mensch lernt, sich anzunehmen, Stress und Belastungen abzubauen.

Er findet zu einer gelassenen und positiven Lebenshaltung.

Atmung

Atem ist Lebensenergie.
Auch unsere Augen benötigen Energie. Atemübungen, die Spannungen, Stress und Blockaden lösen, sind für gutes Sehen notwendig.

Machen Sie Ihren Geist klar, und Ihr Blick wird automatisch frei. Machen Sie Atemübungen, wenn Sie morgens aufwachen und noch im Bett liegen. Tanken Sie Energie für den Tag mit jedem Atemzug.

Abends entspannen Sie sich, indem Sie allen Stress ausatmen. Gähnen und dehnen Sie sich, atmen Sie tief durch – die wohltuende Wirkung auf Geist, Körper und Seele wird nicht ausbleiben. Denken Sie daran, dass Sie mit jedem tiefen Atemzug auch Sauerstoff aufnehmen – notwendige Energie und Nahrung für all Ihre Zellen!

Augengymnastik

Es gibt eine Vielzahl von hervorragenden Büchern, die Anleitungen zur Augengymnastik geben und die sich mit den einzelnen Formen von Sehschwächen intensiv befassen und zielgerichtete Trainingsmethoden vorstellen.

Wir möchten Ihnen **nur Anregungen** geben, wie Sie durch gezielte Gymnastik Ihre Augen entspannen und Ihre Sehschärfe verbessern können.

Eine spannungslösende Wirkung hat **das Palmieren:** Setzen Sie sich an einen Tisch, stützen Sie die Ellbogen auf, und bedecken Sie die offenen Augen mit den Handinnenflächen. Es soll kein Licht auf die Augen fallen, das Auge sollte auf keinen Fall gedrückt werden. Sie sollten sich in einer angenehmen, entspannten Körperhaltung befinden.

Angespannte Augenmuskeln lockern sich, die Augen werden in eine Ruhelage versetzt und können sich erholen.

Besonders angenehm ist diese Übung, wenn Sie lange lesen, nähen oder vor dem Bildschirm sitzen, ihre Augen also angestrengt auf eine ständig gleiche Entfernung eingestellt sind.

Fokussieren: Richten Sie Ihren Blick auf einen ca. 30 cm entfernten Gegenstand, z. B. eine Pflanze. Nach einiger Zeit blicken Sie dann in die Ferne. Ihr Blick geht anschließend wieder zurück zur Pflanze und wieder in die Ferne. Diese Übung basiert auf dem Prinzip Anspannung - Entspannung und trainiert die Augenmuskeln.

Eine weitere Übung zur Beweglichkeit der Augenmuskulatur ist der **Blickwechsel:**

Ohne den Kopf zu drehen, schauen Sie soweit links, wie es ohne Anstrengungen möglich ist. Dann blicken Sie nach rechts, nach oben, nach unten. Dann schauen

Sie von links oben nach rechts unten und von links unten nach rechts oben. Diese Übung ist ruhig, langsam und ohne jede Anstrengung auszuführen. Atmen Sie dabei langsam, und überanstrengen Sie Ihre Augen nicht.

Bachblüten-Therapie

Die Philosophie des Londoner Arztes **Dr. Edward Bach** basiert auf dem Prinzip „Heile dich selbst".

Es handelt sich um eine holistische, also ganzheitliche Behandlung, die in den feinstofflichen Bereich geht. Bach arbeitete mit Essenzen aus Blumen, Bäumen und Büschen und zielte darauf hin, Körper, Geist und Seele miteinander in Einklang zu bringen.

Krankheit entsteht demnach lediglich aus der Disharmonie dieser drei Elemente. Mit etwas Einsicht kann jeder sich selbst behandeln.

Bates-Methode

Dr. William H. Bates vertrat bereits vor etwa hundert Jahren die Meinung, dass ein enger Zusammenhang zwischen Körper und Seele bestehe.

Er war davon überzeugt, dass **die meisten Sehstörungen durch eine falsche Sehtechnik und durch Anspannung und Überanstrengung der Augenmuskeln verursacht werden.**

Er entwickelte deshalb die in aller Welt bekannte **Bates-Technik,** deren Ziel es ist, innere und äußere Spannungen abzubauen.

Hier einige seiner Grundsätze:

1. Mangelhaftes Sehen ist die Folge angestrengten Sehens.

2. Angestrengtes Sehen bedeutet immer eine Anspannung des Geistes.

3. Richtiges Sehen ist nur aus der Entspannung heraus möglich.

4. Wir können nur das sehen, was wir uns vorstellen können.

Bewegung/Gymnastik

Wie wir wissen, ist gutes Sehen auch davon abhängig, **wie gut die Augen und die Augenumgebung mit Nährstoffen versorgt werden.**
Viele Menschen leiden an Verspannungen, die natürlich den Energiefluss wie auch die Versorgung der Organe behindern. Aus diesem Grund sollten wir uns unseren Körper beweglich erhalten, indem wir uns zu regelmäßigem Sport entschließen. Suchen Sie sich eine Sportart, die Ihnen Spaß macht. Betreiben Sie den

Sport spielerisch, jedoch mit Konsequenz, und freuen Sie sich darüber, dass Sie etwas für Ihren Körper tun (und damit wiederum automatisch auch für Ihren Geist).

Ein besonders kritischer Punkt ist für den modernen Menschen der **Nacken**. Da durch die Wirbelsäule und gerade auch durch die Halswirbel alle wesentlichen Nerven gehen, sollten Sie besonders für eine lockere Hals- und Schultermuskulatur sorgen. Massieren Sie sich selbst, oder lassen Sie sich von einem Fachmann behandeln.

Machen Sie jeden Tag Gymnastik für den Nacken: Prüfen Sie einmal die Beweglichkeit Ihres Kopfes. Können Sie ihn leicht nach rechts und links drehen? Können Sie beschwerdefrei mit dem Kopf nicken? Drehen Sie Ihren Kopf langsam von links nach rechts, heben und senken Sie den Kopf, lassen Sie ihn leicht kreisen. Alle Bewegungen sollten ohne Kraft und Anstrengungen ausgeführt werden. Haben Sie dabei extreme Schwierigkeiten, dann ist die Hilfe eines Chiropraktikers nötig, um verrutschte Wirbel erst einmal wieder in ihre alte Position zu bringen.

Und Sie sollten dann alles daran setzen, durch Stärkung der Muskulatur den Erfolg zu erhalten.

Chiropraktik

Wir wissen, wie wichtig entspannte Muskeln sind – nicht nur für unsere Augen, sondern für unser gesamtes Wohlbefinden.

Die meisten Verspannungen gehen von der Wirbelsäule und beim Büromenschen vom Nacken aus. Wenn keine Entzündungen, Verletzungen oder Tumore vorliegen, dann kann ein erfahrener Chiropraktiker **verlagerte Wirbel wieder einrenken.** Diese manuelle Therapie erfordert einen erfahrenen, gut ausgebildeten Therapeuten. Nach einer röntgendiagnostischen Untersuchung kann er verlagerte Gelenke durch einen fachkundigen Griff in die richtige Lage bringen.

Ernährung

Im Lauf der Zeit ist uns das Verständnis für eine gesunde Ernährung abhanden gekommen. Wir essen nicht mehr, um unseren Körper gesund und leistungsfähig zu erhalten. Wir essen aus Freude am Essen, die Nahrungsmittel werden immer unnatürlicher, unser Geschmackssinn hat sich verändert.

Die Folgen sind deutlich zu sehen in den überfüllten Wartezimmern der Ärzte. Unnatürliche Ernährung fordert ihren Tribut: Zivilisationskrankheiten!

Die Problematik hat sich gewandelt.

Früher hatten wir es mit Mangelerscheinungen zu tun, weil es zu wenig und nicht die richtigen Nährstoffe gab.

Heute leiden wir auch an Mangelerscheinungen, aber nicht, weil es uns an der entsprechenden Nahrung fehlt, sondern weil wir die gesundheitlichen Aspekte nicht berücksichtigen.

Unser Versäumnis wird uns oft erst dann bewusst, wenn es sich körperlich – als Krankheit – manifestiert. Wir wollen Ihnen hier nun keinen Diätvorschlag machen. Sie können selbst am besten herausfinden, was Sie bei Ihrer Ernährung falsch machen. Es gibt dazu hervorragende Literatur, es gibt Ernährungsberater, und natürlich hilft Ihnen auch Ihr Arzt.

Grundsätzlich sollten Sie jedoch berücksichtigen, dass unser Körper **eine ausgewogene Nahrung** benötigt. Zu viel Stärke, Zucker und Proteine wirken sich früher oder später auf Ihren Gesundheitszustand aus.
Gesunde Augen verlangen nach einer gesunden Nahrung.

Essen Sie viel frische Lebensmittel, meiden Sie verarbeitete – vor allem raffinierten Zucker, weißes Mehl und zu viel tierisches Eiweiß. Der Körper hat große Schwierigkeiten, derartige Produkte richtig zu verarbeiten. So entstehen Schlacken, die sich im Gewebe ansetzen und im Laufe der Zeit zu Funktionsstörungen führen. Zuviel tierische Fette können die Blutgefäße verengen und eine verminderte Blutzirkulation verursachen.

Neueste Untersuchungen haben ergeben, dass in manchen Gemüsesorten natürliche **Farbstoffe** enthalten sind, die die Stoffwechselgifte unschädlich machen und vor

Umweltgiften schützen können. Hier ist besonders erwähnenswert das Rot der Tomate. Zur **Entgiftung** benötigen die menschlichen Organe unterschiedliche Farbstoffe. In der Netzhaut des Menschen wurde viel **Lutein und Zeaxanthin** festgestellt. Diese beiden Farbstoffe sind in roter Paprika enthalten!

Durch eine gesunde Ernährung mit viel frischem Obst und Gemüse – möglichst natürlich zubereitet, um die Mineralstoffe, Spurenelemente und Vitamine zu erhalten –, einen geringen Fleischanteil sowie eine ausgewogene Kohlenhydrate- und Fettzusammensetzung bleiben Sie nicht nur körperlich, sondern auch geistig leistungsfähig. Sie ermöglichen damit Ihrem Körper, gesund zu verdauen, d.h. alle Organe ausreichend mit Nährstoffen zu versorgen und Ballast- und Giftstoffe auszuscheiden. Um die Augen bis ins hohe Alter gesund zu erhalten, sollten Sie vor allem darauf achten, dass Sie genügend Vitamine zu sich nehmen.

Wie gut **Vitamin A** für das Augenlicht ist, besonders bei Nachtblindheit, hat sich schon lange herumgesprochen. Es ist vor allem enthalten in Möhren, Lebertran, Leber, Spinat. Zusammen mit den **Vitaminen C und E** hilft es, die Sehfähigkeit zu stärken. Nicht nur bei gravierenden gesundheitlichen Problemen oder bei manchen Augenkrankheiten wie Iris- und Hornhautentzündung empfiehlt sich **eine konsequente Entgiftung des gesamten Organismus.** Ausgezeichnete Erfolge werden durch das Heilfasten (unter ärztlicher Aufsicht!) erzielt.

Farbtherapie

Schon im alten Ägypten wurden Farben zur Behandlung von Erkrankungen eingesetzt. In letzter Zeit wird der Wirkung der einzelnen Farben auf den menschlichen Organismus wieder größere Bedeutung beigemessen, dabei geht man davon aus, dass jede Farbe einem ganz bestimmten Menschentyp zugewiesen werden kann:

- **Der rote Typ:**
  impulsiv, extravertiert, lebt mit Freude und genießt, setzt gern Ellbogen zur Erreichung seiner Ziele ein.

- **Der orangefarbene Typ:**
  ständig aktiv, verausgabt sich gern, gesellig, kommt kaum zur Ruhe.

- **Der gelbe Typ:**
  realistisch, erfolgreich im Beruf, praktisch veranlagt und mit gutem Geschmack ausgestattet, extravertiert.

- **Der grüne Typ:**
  sein Leben wird von Liebe bestimmt, er ist ausgeglichen, introvertiert, geistig aktiv, tolerant.

- **Die blauen Typen:**
  Je nach Intensität der Farbe handelt es sich hier um Menschen, die ordentlich, korrekt und ausdauernd

sind. Der tiefblaue Typus ist ein vergeistigter, zurückgezogener Mensch, Ruhe und Sicherheit vermittelnd. Der sensible Künstlertyp, Individualist voller Harmonie und Schönheitssinn, wird der Farbe Violett zugeordnet. Jede Farbe steht wiederum für eine bestimmte Konstellation, für bestimmte Krankheitsanfälligkeiten und natürlich auch für bestimmte Heilungsfrequenzen.

Die moderne Wissenschaft hat festgestellt, dass Farben den Körper und die Seele des Menschen beeinflussen. Diese Erkenntnisse macht sich die Farbtherapie zunutze.

Wenn Sie sich nicht einem erfahrenen Fachmann anvertrauen wollen, dann können Sie diese Therapieform auch zu Hause anwenden. Sie ist unschädlich und kann von jedem angewandt werden. Ganz einfach geht es mit Farbfilter und Taschenlampe für kleinflächige Bestrahlungen.

Bei **Augenentzündungen** etwa empfiehlt sich: Blau und lichtgrün 20 Minuten lang morgens und abends mit offenen Augen wirken lassen. Nach Besserung morgens und abends lichtgrün, jeweils 10 Minuten, um die Heilung zu vertiefen.

Grauer Star: Rot und Lichtgrün morgens und mittags 10 bis 30 Minuten mit offenen Augen.

Grüner Star: Lichtgrün morgens und mittags je 15 bis 30 Minuten mit offenen Augen.

Homöopathie

Samuel Christian Hahnemann, geboren 1755, gilt als Vater der Homöopathie. Sein Leitsatz lautet: „Ähnliches kann durch Ähnliches geheilt werden."

Das bedeutet, dass etwa ein an Durchfall leidender Patient ein niedrig dosiertes Mittel erhält, das beim Gesunden Durchfall verursacht.

Es kommt hier vor allem auf die Verdünnung, d.h. Potenzierung an. Der Menschentyp, seine äußeren Umstände und die besonderen Begleiterscheinungen seiner Beschwerden spielen eine große Rolle bei der Auswahl der Mittel. Durch die homöopathische Behandlung wird ein Reiz ausgeübt, der die Selbstheilungskräfte des Organismus anregen soll.

Der klassische Homöopath arbeitet gezielt mit einem, höchstens zwei Medikamenten zur gleichen Zeit. Mischungen aus verschiedenen Mitteln lehnt er ab.

Homöopathische Medikamente werden aus Pflanzen, Tieren oder Mineralstoffen hergestellt.

Die heilende Wirkungsweise der Homöopathie wird heute zum Teil auch wissenschaftlich anerkannt, obwohl es bisher nur in wenigen Fällen gelungen ist, wissenschaftliche Beweise zu erbringen.

Da homöopathische Medizin auf den Einzelfall genau abgestimmt werden muss, können wir nur allgemein bekannte Mittel nennen, der Arzt muss einen exakten Behandlungsplan nach dem Konstitutionstypus und den individuellen Beschwerden erstellen:

- **Überanstrengte, entzündete Augen:**

    Euphrasia
    Ruta
    Aconitum

- **Katarakt:**

    Phosphorus Calcium fluoratum
    Magnesium fluoratum
    Magnesium carbonicum als Kuranwendung

- **Stumpfes Trauma:**

    Arnica
    Ruta
    Hypercum

Laserbehandlung

Gilt als erfolgreiche Methode zur Augenbehandlung (Netzhautablösung etc.).

Meditation

Es gibt keine Krankheiten, sondern nur kranke Menschen.
Aus diesem Grund kann eine Heilung nicht nur von

außen erfolgen, sondern die Ursachen, die die Krankheit ausgelöst haben, müssen erkannt und aufgearbeitet werden.

Finden Sie den Weg zu sich, zu Ihrem höheren Selbst, gehen Sie in eine tiefe Entspannung, und fragen Sie sich:

- Was will mir meine Krankheit sagen?

- Warum kann ich in der Nähe nicht mehr klar sehen?

- Was will ich nicht sehen – und was macht mich glücklich?

In den Stunden der inneren Ruhe, der Sammlung, werden Sie die Antworten auf all Ihre Fragen finden. Und dann können Sie sich mit einer Veränderung Ihrer Situation befassen.

Positives Denken

„Du bist, was du denkst."
Diesen Satz könnte man auch umwandeln in:
„Du bist, was du siehst."

Solange Sie in alten Mustern denken, können Sie nichts Neues sehen. Wenn Sie glauben, dass Sie ohne Brille nicht lesen können, dann werden Sie natürlich eine Brille benötigen. Wenn Sie es nicht für möglich halten, dass auch Sie ohne Brille sehen können, dann werden Sie wohl immer Ihre Brille benötigen.

Haben Sie aber die Zusammenhänge zwischen Körper, Geist und Seele erkannt, dann können Sie an sich arbeiten. Sie können Ihre Einstellung, Ihr Denken ändern, und Ihre Umstände – sprich: Ihre Augen – werden sich ebenfalls verändern. Ihre Seh-Krücken können Sie dann beruhigt auf die Seite legen, denn Sie benötigen sie nicht mehr!

Denken Sie sich gesund, stellen Sie sich vor, dass Sie jeden Tag einen kleinen Fortschritt machen. Mit dem Grad Ihrer Erkenntnisse wird sich Ihr Blickfeld erweitern, Sie werden SEHEN, werden erkennen und bewusst wahrnehmen. Vieles ist Ihnen vielleicht bisher entgangen, weil Sie sich auf Hilfsmittel gestützt haben. Jetzt können Sie frei werden – können das Leben mit all seinen wunderbaren Fassetten wahrnehmen!

Sie haben jetzt genügend Wissen, um eine weitreichende Entscheidung zu treffen, nämlich:

ICH WILL BESSER SEHEN.

Eine Veränderung ist nur möglich, wenn SIE etwas verändern. Wir haben Ihnen Möglichkeiten gezeigt, Ihre Sehkraft zu stärken, indem Sie sich für eine ganzheitliche Behandlung entschließen. Ob Sie nun lieber mit der Alexander-Technik arbeiten oder es mit den Bachblüten versuchen – auch Ihr Unterbewusstsein, Ihr Geist und Ihre Seele müssen sich maßgeblich an Ihrem Heilungsprozess beteiligen.

Sie sollten sich verinnerlichen, dass **Sie selbst für Ihr Leben verantwortlich sind** und Ihnen nur das widerfährt, was Sie selbst verursachen. Setzen Sie positive Ursachen, dann folgen positive Wirkungen. Eine enorme Kraft haben dabei unsere Gedanken. Wenn Sie sich überwiegend mit dem Thema Gesundheit befassen, dann werden Sie Gesundheit in Ihr Leben integrieren. Das Unterbewusstsein tut alles, um Ihre Gedanken zu realisieren. Denken Sie jedoch ständig über Ihre Sehschwierigkeiten nach, dann werden sich diese unweigerlich vergrößern. Also – ändern Sie Ihre Denkmuster, denken Sie an das Schöne, das Erstrebenswerte. (Positives Denken!)

Sie können **durch Affirmationen** Ihre Ziele und Wünsche schneller erreichen bzw. verwirklichen. Wenn Sie sich bildhaft vorstellen, dass Sie besser sehen können, so unterstützen Sie damit Ihr Unterbewusstsein bei seiner Arbeit.

Je positiver, gelassener und ruhiger Sie an diese Arbeit herangehen, desto eher werden Sie Erfolg haben. Bedenken Sie, dass Zweifel negative Energien sind, die den Fortschritt hemmen. Lernen Sie zu glauben und zu vertrauen.

Und bevor Sie sich nun zu einer Abenteuerreise zu sich SELBST zurückziehen, möchten wir Sie noch einmal darauf aufmerksam machen, dass die Konsultation eines Arztes bei jeder Sehstörung notwendig ist und die Arbeit mit Affirmationen keinen Arztbesuch ersetzen kann. Wir wünschen Ihnen viel Erfolg, Freude und einen guten Durchblick!

VI.

Sechs einfache Übungen zum Augentraining

Diese Übungen bilden die Grundlage des Augentrainings: Was immer Ihre Augenschwäche ist, diese Übungen sind sozusagen das „Pflichtprogramm".

1. Das Palming

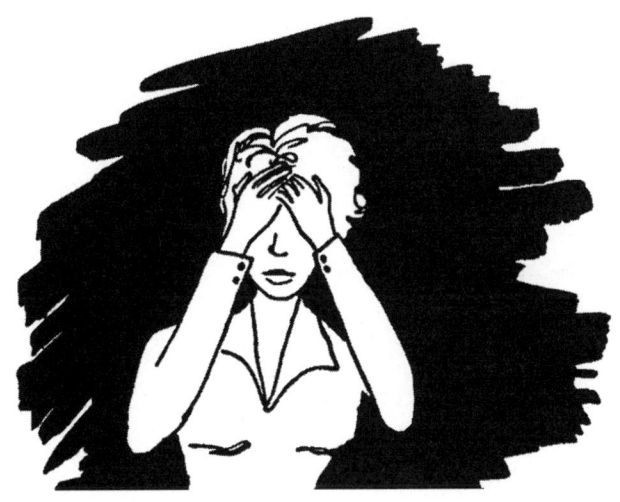

Handteller vor den offenen Augen halten.

Diese Übung für die allgemeine Entspannung der Muskeln der Augen ist eine klassische Übung der Augen-Entspannung; daher ist es zu empfehlen, sie vor jeder Trainingssitzung wenigstens eine Minute lang zu machen.

- Nehmen Sie **irgendeinen Text,** der aus großen, fetten Buchstaben besteht, und halten Sie ihn so vor die Augen, dass er etwas verschwommen aussieht.

- Nehmen Sie die auf der Abbildung oben gezeigte **Haltung** ein: die Ellbogen auf einem Tisch, **bedecken Sie die offenen Augen mit den Handtellern,** jedoch ohne die Augen zu berühren.

- Achten Sie auf eine **allgemeine Entspannung des Körpers,** indem Sie sich recht bequem setzen; den Nacken nicht steif halten.

- Um gleichzeitig die geistige Entspannung zu fördern, lassen Sie Ihrer **Einbildungskraft (Imagination)** freien Lauf, denken Sie möglichst an angenehme Dinge, oder überdenken Sie die Ereignisse des Tages, doch ohne irgendetwas zu erzwingen.

- Sofort werden Zeichen und Figuren sowie leuchtende Punkte erscheinen, wie in einem Kaleidoskop. Aber nach einigen Minuten wird das alles allmählich verschwinden, um durch **vollständige Dunkelheit** ersetzt zu werden.

- Warten Sie noch einige Minuten sehr ruhig in dieser Stellung: Das Ergebnis wird umso vollkommener, je länger man die Übung macht.

- Schließlich die Hände von den Augen nehmen und den ausgewählten Text anschauen: **Sie werden ihn mit einer überraschenden Deutlichkeit sehen!**

2. Schaukelnde Bewegungen

Diese Übung sollte **täglich zum Tagesbeginn** gemacht werden: nach dem Aufstehen und mit nüchternem Magen:

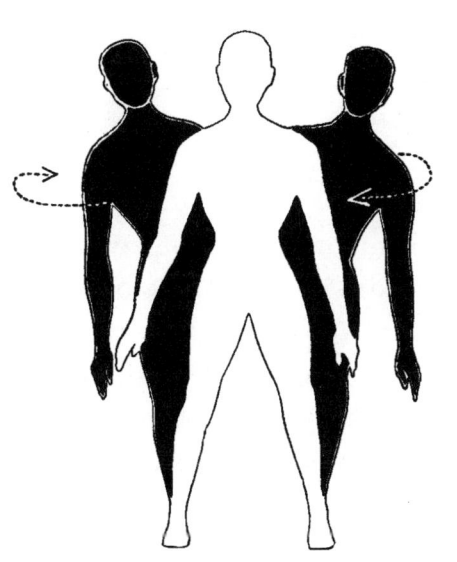

- Mit gelockerten Gliedern stellen Sie sich in etwa zwei Metern Entfernung vor ein geschlossenes Fenster.

- Die Füße stehen etwa 35 cm auseinander; die Arme hängen lassen.

- Den Oberkörper nach rechts beugen, das ganze Körpergewicht dabei auf das rechte Bein stützen, die linke Ferse hochheben.

- Den Blick nacheinander auf die Mittelstrebe des Fensters und dann auf einen Gegenstand richten, der sich draußen befindet (Fassade, Baum, Schornstein usw.).

- Dieselbe Bewegung in umgekehrter Richtung machen und dabei auch wieder die Tiefe des Blickfeldes variieren.

Währenddessen soll **keinerlei Anstrengung** unternommen werden, um besser zu sehen: Es genügt, mit Gleichgültigkeit die scheinbare Bewegung der Gegenstände, die als Anhaltspunkte dienen, anzuschauen.

- Tief und langsam atmen und bei jeder Bewegung blinzeln. Dauer: insgesamt 3 bis 5 Minuten mit einem Rhythmus von 50 Bewegungen in der Minute.

Variante
Die beschriebene Übung kann man tagsüber **mit Hilfe eines länglichen Gegenstandes (Bleistift, Stab, Lineal)** wiederholen:

- Sie setzen sich und halten den Gegenstand senkrecht, **etwa zwanzig Zentimeter von den Augen** entfernt.

- Sie machen **langsame Schaukelbewegungen** von rechts

nach links und umgekehrt und sehen dabei die scheinbaren Bewegungen des Stabes und dann eines entfernteren Gegenstandes an.

- Sie nehmen die gleiche Haltung wie für die Schaukelbewegungen vor dem Fenster an: Geschmeidigkeit und Blinzeln.

3. Lange, schwingende Bewegungen

Noch eine tägliche Übung. Diese können Sie **abends vor dem Schlafengehen** durchführen:

- Stehende Haltung, Beine etwa 15 cm auseinander, Füße unbeweglich, lockere Haltung, die Arme hängen lassen.

- Den Oberkörper abwechselnd nach rechts und links drehen, indem das Körpergewicht auf dem entsprechenden Bein ruht, die entgegengesetzte Ferse hochgehoben.

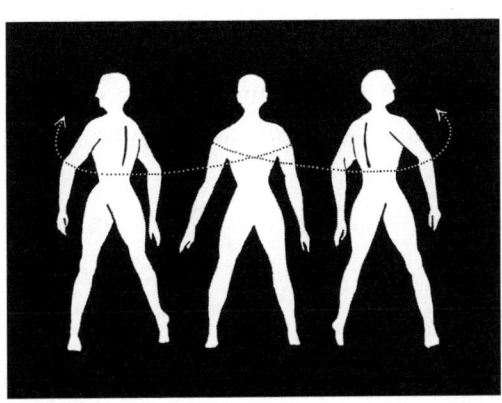

- Während dieser Zeit den Blick über die Gegenstände schweifen lassen, ohne zu versuchen, sie deutlich zu sehen: in der Endstellung locker blinzeln. Tief und langsam atmen. Zeitdauer: 3 bis 5 Minuten und allmählich länger.

Variante:
Dieselbe Übung können Sie vor dem Einschlafen auch **im Bett** durchführen:

- Vor Beginn der Übung **die Muskeln lockern und entspannen. Auf dem Rücken liegend** den Kopf von links nach rechts und umgekehrt wenden, wobei der Blick langsam über die Gegenstände wandert, denen er begegnet; am Endpunkt blinzeln.

4. Rhythmisches Blinzeln

Oft blinzeln ist für ein sinnvolles Augentraining unerlässlich. Für Personen, die unter einer Augenschwäche leiden, ist es umso dringender notwendig. Da diese Übung bei jeder Tätigkeit ausgeführt werden kann, ist sie leicht und oftmals durchzuführen. Zum Beispiel während eines Spaziergangs, eines Stadtbummels usw.:

- Ziel ist die absichtliche Verbindung des Blinzelns mit dem eigenen Schritttempo.

- Locker blinzeln (also ohne krampfhaftes Zusammenziehen) bei jeder Berührung eines Fußes mit dem Boden, wobei der Blick ohne bestimmtes Ziel herumschweifen soll.

Varianten:

- Wenn Sie das Bett hüten müssen, können Sie das Blinzeln nach dem Ticktack einer Uhr richten und gleichzeitig den Kopf von links nach rechts und umgekehrt wenden, indem Sie den Blick herumschweifen lassen.

- Sie können auch 2 oder 3 Minuten lang die Augen schließen, um sie auszuruhen; dann einen kurzen Augenblick lang einen der Buchstaben einer alphabetischen Tafel ansehen (falls es Ihnen schwer fällt, aus kurzer Entfernung zu sehen, schauen Sie einen sehr kleinen Buchstaben an). Die Lider schließen. Die Übung von vorn beginnen.

Die Entspannung der Augenmuskeln wird erreicht, sobald es Ihnen gelingt, die Lider zu entspannen.
Wenn Sie aber die Angewohnheit haben, ständig unnötige Anstrengungen und krampfhafte Zusammenziehungen zu machen, „um besser zu sehen", erreichen Sie das Ziel langsamer. In diesem Fall sind die Blinzelübungen sehr nützlich, weil sie zur Auflockerung der Lider beitragen.

5. Sonnenbäder

Eine der wesentlichen Funktionen des gesunden Auges ist die **leichte Anpassung an das Licht.**
Wenn diese Funktion gestört oder geschwächt ist – besonders mit zunehmendem Alter – wird das Auge schwächer, und die Weitsichtigkeit entwickelt sich schneller als normalerweise.
Durch diese allgemein nützliche Übung, die aber besonders den Kurzsichtigen empfohlen wird, werden durch **eine sinnreiche Dosierung von Sonnenlicht und Schatten** die Augen daran gewöhnt, dass sie alle wohltuenden Wirkungen des Lichtes ausnutzen.
Da Licht an sich desinfizierend wirkt und die Augen auswaschende Tränen fördert, ist diese Übung auch für Personen vorteilhaft, die unter einer Bindehautentzündung leiden. Die Gewöhnung ans Licht erfolgt in zwei aufeinander folgenden Phasen.

Erste Phase: die ersten vier Wochen

- Sich gut gelockert hinstrecken unter einer 100-Watt-Lampe; die Augen schließen.
- Den Kopf stetig von rechts nach links und umgekehrt wenden.
- Ein kurzes Palming durchführen.
- Die Augen wieder öffnen.

Zeitdauer: die erste Woche nicht mehr als 2 Minuten, dann 3 Minuten.

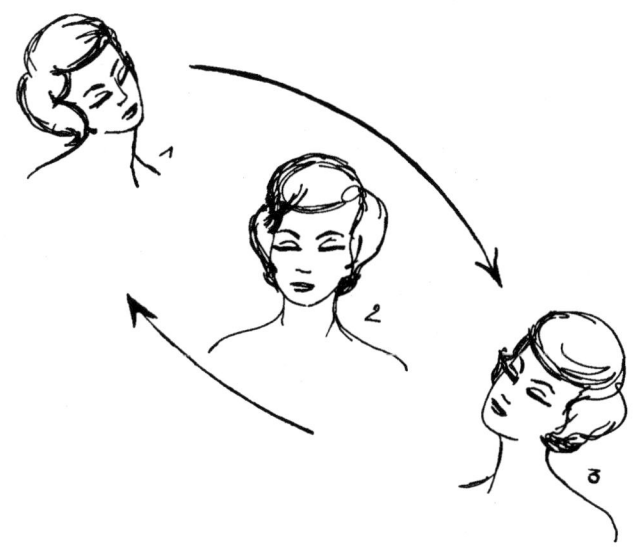

Zweite Phase: nach vier Wochen

- Die gleiche Übung wie in der vorigen Phase machen,

- aber **einen kurzen Blick in den Raum werfen,** wenn der Kopf die Höhe der jeweiligen Schulter erreicht.

Zeitdauer: 3 Minuten nicht überschreiten.

Wichtiger Hinweis: Niemals die Augen öffnen, wenn sie sich der Lichtquelle gegenüber befinden.

Variante:
Wenn Sie keine Gelegenheit haben, die Gewöhnung ans Licht wie hier beschrieben zu üben, können Sie es auch einfacher auf folgende Weise tun:
Wenn es Ihnen möglich ist, setzen Sie sich am Anfang des Tages mit geschlossenen Augen einige Minuten lang in die Sonne. Sie schließen die Lider, doch ohne Muskelanspannung; wenn Sie fühlen, dass Sie sich an diese große Helligkeit gewöhnt haben, heben Sie das obere Lid eines Auges und sehen den Boden an: So wird das Sonnenlicht die Lederhaut bestrahlen. Doch nie direkt in die Sonne sehen!
Entspannung erreichen Sie – wenn nötig – durch Blinzeln.

6. Augenentspannung

Für diese Übung müssen wir wissen: Die Pupille und der Ziliarmuskel ziehen die Adern zusammen und dehnen dabei die Venen des Auges: Dadurch wird das Kammerwasser erzeugt und ausgeschieden.

Es ist selbstverständlich, dass im Fall einer Augenkrankheit, insbesondere wenn die Reflexe geschwächt sind, diese selbsttätige Regelung gestört sein kann. Sie sollten dies durch Übungen ausgleichen, um das Kammerwasser willentlich zu erzeugen und auszuscheiden. Die Zufuhr von frischer Flüssigkeit und deren schnelle Ausscheidung haben einen besseren Zustand der darin badenden Gewebe zur Folge.

Daraus kann geschlossen werden, dass diese Übung einen unschätzbaren Nutzen hat, wenn die Augenmuskeln zu schwach sind oder zu stark unter Spannung stehen. Man weiß, dass nach dem 50. Lebensjahr eine solche zu starke Spannung des Auges nicht selten auftritt und dass der allgemeine Nervositätszustand einen starken Einfluss auf diese Gleichgewichtsstörung ausübt.

Die Übung besteht darin, **die Pupillen abwechselnd zusammenzuziehen und zu erweitern.**

Dies können Sie durch verschiedene Arten erreichen und ganz nach Wunsch trainieren. Sie wissen, dass die Pupillen **sich bei starker Helligkeit verengen,** um weniger Licht ins Auge kommen zu lassen. **Bei Dunkelheit erweitern sich die Pupillen,** um in der Dunkelheit mehr Licht einfallen zu lassen und so mehr erkennen zu können. **Um die Ziliarmuskeln bewusst zu trainieren, müssen Sie Ihr Auge nur dem Wechsel von Licht und Dunkelheit aussetzen.**

Und so könnte Ihre Übung aussehen: Setzen Sie sich am Abend in einen Raum mit einer einzelnen Lichtquelle. Den Schalter dieser Lichtquelle (z. B. einer Tischlampe) können Sie mit Ihren Händen oder Fingern leicht erreichen.

Nun löschen Sie das Licht und warten einige Sekunden, damit sich die Pupillen erweitern können. Dann schalten Sie die Lampe wieder ein, so dass die Pupillen sich wieder VERENGEN. Beginnen Sie beim ersten Training mit 5 Wechseln. Steigern Sie das Ein- und Ausschalten bei jeder täglichen Übung um 2 Wechsel, bis Sie bei 21 Wechseln angekommen sind. Dann sollten Ihre Ziliarmuskeln gut trainiert sein und sich leicht entspannen können.

VII.

Affirmationen

*Meine Augen spiegeln
das Schöne, Wahre und Gute wider.
Ich bin dankbar für ein klares Sehen
und Erkennen der „Einheit"
in der Vielfalt.*

Felix Aeschbacher

**Zur Vorbeugung gegen Augenerkrankungen
bieten wir Ihnen die folgenden Affirmationen an:**

*Ich bin mir bewusst, dass ich alles klar sehe,
was ich sehen kann.*

☆ ☆ ☆

*Ich liebe meine Augen
und bin dankbar dafür,
dass sie mir den Blick in die Welt,
in das Leben schenken.
Durch meine Augen nehme ich
alles Schöne wahr.*

✩ ✩ ✩

*Ich weiß, dass das Geheimnis für
ein erfülltes und glückliches Leben
in der Harmonie liegt.*

✩ ✩ ✩

*Meine Augen können am besten sehen,
wenn ich in mir ruhe,
Kraft und Stille in mir fühle.
Dann werden alle Muskeln locker,
meine Augen sind entspannt und bereit
, alles wahrzunehmen.*

✩ ✩ ✩

*Ich lege meine Hände locker auf meine Augen,
sodass sie ganz bedeckt
und somit geschützt sind.
Ich spüre,
wie diese wunderbare Entspannung
von meinen Augen auf
meinen ganzen Körper übergeht.
Ich atme ruhig und gleichmäßig,
nehme mit jedem neuen Atemzug
positive Energie auf,
die meinen Körper
durchströmt.*

☆ ☆ ☆

*Mein Blick ist klar und offen;
ich erhalte Durch-Blick
und gewinne Ein-Sichten.
Meine Augen zeigen meine innere Einstellung,
sie strahlen und leuchten.
Meine positive Lebenseinstellung ist ansteckend.
Jeder Mensch, den ich anlächle,
wird davon berührt.*

☆ ☆ ☆

*Ich bin erfüllt von innerer Harmonie,
öffne meine Augen für alles Schöne und Positive.
Diese Bilder dringen über meine Augen
tief in meine Seele.
Frieden ist in mir.*

☆ ☆ ☆

*Meine Augen sind gesund und klar.
Jeden Tag pflege ich sie mit Liebe und Sorgfalt,
indem ich ihnen gebe, was sie brauchen:
Entspannung, wunderbare Anblicke, Liebe.*

☆ ☆ ☆

*Ich freue mich über das goldene Sonnenlicht,
das Heilungsenergien weckt.
Meine Augen folgen dem Weg des Lichtes.
Meine Augen sind Ausdruck meiner Seele und
Kanal für alles Schöne.
Ich öffne meine Augen, blinzle in den Tag,
lächle in die Zukunft.
Ich bin Liebe und Harmonie.*

☆ ☆ ☆

Spirituelles Sehen

*Ich weiß, dass meine Sehkraft ewig ist.
Meine Augen sind Ausdruck kosmischer Energie.
Ich bin Energie.*

☆ ☆ ☆

*Mit meinen Augen sehe ich die Wahrheit.
Ich liebe die Wahrheit.
Wahrheit durchdringt mich.
In der Wahrheit liegt die Erfüllung.
Meine Augen helfen mir,
diese Wahrheit zu sehen und zu erkennen.*

☆ ☆ ☆

*Ich sehe das Schöne in jedem Menschen.
Ich sehe spirituell, mental
und physisch hervorragend.
Meine Augen drücken die Schönheit und
das Wahre der kosmischen Kraft aus.*

☆ ☆ ☆

*Meine Augen sind die Fenster meiner Seele.
Sie sind offen
für alles Konstruktive
und Positive.*

☆ ☆ ☆

*Ich folge dem hellen, weißen Licht
der Erleuchtung, meine Zellen,
mein Körper und alle meine Sinne
sind durchdrungen von diesem Licht.
Das reine Licht durchflutet mein ganzes Sein
und hebt mich höher
in die geistigen Sphären.*

☆ ☆ ☆

*Ich blicke durch meine Augen –
sie sind klar, hell und leuchtend.
Mein gesamtes Denken und Handeln
ist auf Wahrheit und Harmonie konzentriert.
An meinen Augen
ist meine Einstellung zu erkennen.*

☆ ☆ ☆

*Ich danke der höchsten Kraft für dieses Geschenk,
das ich immer sanft pflege.
Ich bin mit allem „Eins" und
sehe mit den Augen der inneren Lichtquelle:
Ich sehe das Schöne und Wahre.
Ich bin Liebe und Harmonie.*

Bindehautentzündung

*Meine Augen schenken mir die Freude,
um das Licht in mir zu erkennen.
Meine Augen lassen mich alles Wunderbare
und Schöne sehen.
Ich liebe meine Augen,
und ich gehe liebevoll mit ihnen um.*

☆ ☆ ☆

*Ich übe regelmäßige Entspannung,
gebe meinen Augen Sonnenlicht und frische Luft.
Ich lasse meinen Blick in die Ferne schweifen,
und meine Augen
stellen sich auf Naheliegendes ein.
Der Blick in die Natur, ins Grüne,*

der Blick über das Meer tut ihnen gut.
Ich nehme die Bilder,
die meine Augen mir übermitteln,
in meine Seele auf und behüte sie dort.

☆ ☆ ☆

Mehrmals am Tag schließe ich meine Augen
und lasse diese inneren Bilder
an mir vorbeiziehen.
Ruhe und Harmonie
breiten sich in mir aus.

☆ ☆ ☆

Meine Augen fühlen sich wohl und sind fit,
sind voller Freude auf den nächsten Anblick.
Ich liebe die Gegenwart
und freue mich auf die Zukunft.
Meine Augen sehen mit Interesse,
was der Augenblick bringt
und blicken mit Vorfreude
in den neuen Tag.

☆ ☆ ☆

*Ich werde geleitet
von meinem höheren Selbst.
Ich ruhe in meiner Mitte,
bin geborgen
und fühle mich frei und sicher.*

☆ ☆ ☆

*Ich gewinne jeden Tag neue Ein-Sichten.
Aus diesem Wissen heraus
kann ich jede Aufgabe lösen und
kann mit offenen Augen
durch die Welt gehen.*

☆ ☆ ☆

*Ich erkenne das wahre Leben,
das hinter den Äußerlichkeiten zu finden ist.
Ich erfreue mich an den schönen Dingen,
die meine Augen erblicken.
Meine Augen sind fit,
klar und bereit,
alles Sehenswerte zu sehen.*

☆ ☆ ☆

Frei von grünem Star

*Ich atme ruhig und tief,
schließe meine Augen
und entspanne mich.
Ich entspanne alle Muskeln,
Nerven und Zellen.
Ich werde ganz leicht und gelöst.
Ich spüre, wie mein Atem
durch meinen Körper fließt.
Ich werde ganz frei.*

☆ ☆ ☆

*Meine Augen entspannen sich,
alle Muskelanspannung lässt nach.
Ich spüre
ein wohltuendes Gefühl
in meinem Körper.
Mein Kopf ist frei –
ich lasse alle Gedanken los,
lasse sie davonfliegen.
Nichts ist mehr wichtig.
Ich lasse die Anspannung in meinem Inneren los.*

☆ ☆ ☆

*Der Druck im Inneren meines Auges
wird leichter und leichter.
Ich lasse los.
Ein wohltuendes Gefühl
des freien Schwebens
breitet sich in mir aus.
Bei jedem Atemzug spüre ich,
wie ich freier und freier werde.*

*Ich atme Energie und kosmische Kraft ein.
Ich atme aus, was sich in mir festgesetzt hat.
Der Druck lässt nach.
Der Druck lässt nach – bis er ganz verschwindet.*

*Ich spüre,
wie ich durch meine Augen lebe.
Meine Augen lassen mich
an dem Geschehen in der Welt teilhaben.
Sie sind Kristalle, die strahlen und leuchten.*

*Ich öffne mein Herz für das Schöne,
für die Liebe, für Frieden.
Alles löst sich in Liebe und Harmonie auf –
positive Energie durchströmt mich –
Heilungsenergie wird immer stärker.
Durch meine Augen sehe ich die Klarheit des Lebens,
auf meine Kraft kann ich vertrauen.
Ich blicke nach innen und sehe ein helles Licht,
dem ich folgen will.
Dieses Licht strahlt durch meine Augen.*

Frei von grauem Star

*Ich atme tief und gleichmäßig.
Ich entspanne mich
und finde zu innerer Ruhe.
Ich entscheide mich für einen freien Blick,
für klare Augen und für Gesundheit.*

☆ ☆ ☆

*Ich regeneriere meine Augen,
indem ich meine Vergangenheit in Liebe loslasse:
Ich löse mich von alten Gedanken,*

*Erfahrungen und Eindrücken –
ich löse Spannungen in meinem Körper auf
und lasse Ablagerungen und Schlacken los.
Ich spüre, wie ich leichter und leichter werde.
Ich bin gesund, mein Blick ist klar und frei.*

☆ ☆ ☆

*Ich nehme die geistigen Gesetze an –
ich sorge für Harmonie und Liebe
in meinem Leben.
Konsequenz dieser positiven Einstellung
ist Klarheit und Frieden.
Ich strahle alles Helle aus –
meine Augen sind so klar wie mein Denken.*

☆ ☆ ☆

*Ich lasse meine alte Haut zurück und gehe mit
einem neuen geistigen Kleid in die Zukunft. Die
Heilungsenergien verstärken sich und bringen
mich jeden Tag einen Schritt näher an mein Ziel:
vollkommene Gesundheit und ein klarer Blick.*

☆ ☆ ☆

Klarer Blick für Weitsichtige

*Ich bin entspannt im Hier und Jetzt.
Ich atme gleichmäßig und tief.
Mit jedem Atemzug
nehme ich kosmische Energie auf,
die meinen Körper
von Kopf bis Fuß durchströmt.*

☆ ☆ ☆

*Ich lasse alles los,
was meinen Blick beeinträchtigt.
Ich sehe gut in die Ferne,
und ich sehe alles klar und deutlich
in meiner Nähe.*

☆ ☆ ☆

*Ich lebe im Heute,
nehme die Gegenwart, den Augenblick wahr.
Ich sehe in jedem Moment, in jedem Blick
die positiven Aspekte.
Ich werde von Glück erfüllt.*

*Das Naheliegende
entsteht immer deutlicher
vor meinen Augen,
wunderbare Perspektiven
eröffnen sich mir.*

☆ ☆ ☆

*Ich bin von Kraft erfüllt und weiß,
dass ich immer eine Lösung finde,
dass ich jede Aufgabe meistere.
Ich freue mich
auf den nächsten Augenblick.*

☆ ☆ ☆

*Mein Geist ist frei –
meine Augen sind Werkzeuge meines Geistes.
Ich freue mich
über die neuen Dimensionen,
die ich erkenne
und sage laut und deutlich JA zu mir.*

☆ ☆ ☆

Klare Sicht für Kurzsichtige

*Ich ruhe in mir, bin Frieden und Harmonie.
Ich spüre meine eigene Kraft,
spüre, wie die höhere Macht mich lenkt,
leitet und behütet.
Ich schöpfe aus diesem Wissen.*

☆ ☆ ☆

*Ich bin frei und sicher.
Ich öffne meine Augen
und blicke mit Interesse und Freude
in die Ferne, in den Morgen, in die Zukunft.*

☆ ☆ ☆

*Ich bin stark.
Ich weiß, dass ich jede Aufgabe
bestens lösen kann.
Mein Blick wird frei,
und ich kann in die Ferne sehen,
kann am Horizont ein helles Licht erkennen,
das mich lenkt und leitet.
Dieses Licht ist ein kosmisches Licht.*

*Es enthält Energien –
Heilungsenergien und positive Kraft.
Ich folge diesem Licht.*

☆ ☆ ☆

*Ich kann meine Augen weit öffnen –
ich sehe mehr und mehr, sehe Schönes.
Neue Perspektiven eröffnen sich mir –
ich gehe kraftvoll in die Zukunft.*

Affirmationen für strapazierte „Büro-Augen"

*Ich schließe die Augen, atme ruhig und gleichmäßig.
Vor meinen Augen entsteht
eine wunderbare Landschaft.
Ich sehe eine grüne Wiese,
im Hintergrund einen Wald,
und ganz weit hinten – in der Ferne –
kann ich die Berge erkennen.
Ich lasse dieses Bild auf mich wirken und spüre,
wie die Stille und Ruhe der Natur,
die beruhigenden Farben der Wiese*

*und der Blumen, des Waldes und der Berge
in mir Harmonie entstehen lassen.
Meine Augen werden ganz leicht.
Ich spüre, wie alle Anspannung von mir fällt,
meine Augen fühlen sich gut an.
Sie sind klar und leuchtend.
Ich öffne die Augen
und kann deutlich und ohne Anstrengungen
alles in der Ferne und in der Nähe erkennen.
Ich suche mir einen schönen Anblick in meiner Nähe
(z.B. einen Blumenstrauß).
Ich konzentriere meinen Blick auf die Blumen,
lasse meine Gedanken los.
Ich sehe die Blumen im Garten wachsen
oder auf einer Wiese stehen.
Ich stelle mir vor,
dass ich die Blumen
in ihrer natürlichen Umgebung betrachte.
Gelassenheit und Freude
breiten sich in mir aus.
Mein Blick wird frei
und löst sich von Anspannung.
Ich schließe die Augen
und lasse dieses Bild auf mich wirken.
Ich atme ruhig und fühle,
wie ich leicht werde,
wie meine Augen,
die gesamte Muskulatur um die Augen,
meine Augenlider und meine Stirn
völlig locker und gelöst sind.*

Ich genieße dieses wunderbare Gefühl.
Meine Augen schöpfen Kraft aus diesen Momenten.
Sie freuen sich auf die bevorstehende Arbeit.
Mein Kraftreservoir
wird immer größer und größer.
Ruhe und Gelassenheit
strahlen aus meinen Augen.
Meine Augen sind beweglich,
können sich auf alle Distanzen schnell einstellen,
mein Geist ist ebenso flexibel –
er stellt sich schnell auf neue Situationen ein.
Mit Dynamik und Freude
gehe ich an meine Arbeit.

Frei vom Schielen

Ich bin ruhig und entspannt.

Ich mache mir bewusst,
dass ich zwei wunderbare Augen habe.
Wenn ich sie beide einsetze,
dann kann ich mein Blickfeld vergrößern

und mein (rechtes oder) linkes Auge entlasten.
Ich konzentriere mich
auf mein rechtes / linkes Auge
und folge nun in Gedanken einer Schlangenlinie.
Ich achte darauf,
dass beide Augen gleichzeitig
sich auf diese Linie konzentrieren
und das Bild aufnehmen.
Ich entspanne mich.
Ich weiß, dass ich zwei gesunde Augen habe.

Ich aktiviere mein rechtes / linkes Auge,
damit es die ihm zustehende Aufgabe
mit übernehmen kann.

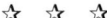

Ich möchte alles Schöne und Wunderbare
auf dieser Welt ganz genau und klar sehen.
Meine Augen sind ein wunderbarer
Wahrnehmungssender und -empfänger.
Ich sorge für meine Augen.
Ich liebe meine Augen.
Meine Augen können sich koordinieren.

Ein einziges Bild wird klarer und deutlicher.
Alles ist möglich.
Ich glaube an mich
und an die Sehkraft meiner gesunden Augen.

VIII.

14 Weisen, achtsam sehen zu lernen

Die **Kunst des achtsamen Sehens** kann entwickelt und gefördert werden. Wir können lernen, achtsam zu sehen. Was heißt das?

1. Achtsam sehen heißt **bewusst sehen.**

Je bewusster wir **hinsehen,** desto **nachhaltiger** prägt sich das Gesehene unserem Unterbewusstsein ein und umso gründlicher wird es verarbeitet. Wenn wir einen Menschen ansehen, erfassen wir seinen Gesichtsausdruck. Wir nehmen mit einem Blick umfassend die besonderen Merkmale wahr, seine Haltung, die Art der Kleidung, des Aussehens, des Auftretens. Wenn wir einen Gegenstand ansehen, sollten wir mit geschlossenen Augen die Hauptmerkmale, durch die er sich von anderen Gegenständen unterscheidet, plastisch vor uns sehen. Wenn wir ein technisches Gerät sehen, sollten wir, auch ohne Fachmann zu sein, seine Arbeitsweise erfassen und uns anschaulich vergegenwärtigen können. **So schulen wir unsere Fähigkeit der Imagination und der Visualisierung.**

2. Achtsam sehen heißt
   denkend sehen.

Es heißt den Tatsachen Rechnung tragen, aber auch die Wirklichkeit hinter dem Schein erkennen. Tatsachen sind Sachen, die getan wurden. Welches Tun hat sich in den Tatsachen manifestiert? Wie sind Tatsachen durch neues Tun zu verändern? Die Möglichkeit des „Unmöglichen" der Tatsachen erwägen (Alles ist möglich!), im Geiste Veränderungen anstellen, praktisch und schöpferisch denken und handeln. Es heißt auch **deutlich** sehen: Was man deutlich ansieht, tritt aus dem ungewissen Nebel der Umwelt näher heran, wird klarer erkennbar, aus Vermutung wird Gewissheit.

3. Achtsam sehen heißt
   natürlich sehen.

Es heißt wie ein Kind zu sehen: mit offenen Augen, Kleinstes wie Größtes wichtig nehmend. Vielleicht ist **gerade die** Aufgabe, mit der wir uns befassen, Ausgangspunkt umwälzender neuer Erkenntnisse oder Entdeckungen. 99 Menschen gehen gedankenlos an einer Sache vorüber, bis der 100. genauer hinsieht, ihren Wert erkennt, sich zunutze macht und damit ein Vermögen erwirbt. **Die Welt ist voller Möglichkeiten, nutzbringender Ideen, ungeborener Erfindungen und ungenutzter Aufstiegsmöglichkeiten.** Sie fallen denen zu, die die Augen (kindlich) offen halten und zugreifen. In allem das Wunderbare, das Einzigartige wahrnehmen. Jeder kann etwas Besseres finden oder schaffen, etwas Ungewöhnliches erreichen. Er sollte achtsamer sehen, tiefer eindringen, plastischer denken, entschlossener handeln.

4. Achtsam sehen heißt
   konzentriert sehen.

Die meisten träumen beim Sehen: Ihr Blick ist zerstreut, nie scharf auf einen Beobachtungsgegenstand eingestellt. Infolgedessen ist ihr Gedächtnis schlecht; denn nur was man genau sieht, dringt bis zum inneren Auge und bleibt als Erinnerung haften. Sich über das, was man sieht, Rechenschaft abzulegen, erzieht zum konzentrierten Beobachten und Erwachen aus dem alltäglichen Schlafwandel.

5. Achtsam sehen heißt
   mit Interesse sehen.
   Der Erfolgreiche überdenkt bei allem, was er sieht, ob es sich in seinem Beruf, seinem Arbeitsfeld **erfolgbringend verwenden** lasst. Interesse fuhrt zum raschen

Erfassen des Wesens eines Dinges, weil es so aus einem „Ding an sich" zu einem „Ding für mich" wird. Der Mann, der eine fremde und attraktive Frau gegrüßt hat, ist selten imstande, ihre Kleidung zu beschreiben; seine Frau dagegen hat im Augenblick alles gesehen. Warum? Ihr Interesse an der möglichen Rivalin ließ sie das Zehnfache gewahren. Es gilt, **die Phantasie im Beobachten zu gebrauchen,** die große Wegbahnerin der Zivilisation. Ohne Phantasie kann man nichts Neues finden, nicht zum Erfolg kommen. Wir sollten die Dinge anschauen, als sähen wir sie zum ersten Male, unserer Phantasie erlauben, die vergangene und zukünftige Entwicklungsgeschichte des Betrachteten zu erkennen.

6. Achtsam sehen heißt
überlegend sehen.

Es heißt, sich **höchste Aufmerksamkeit zur Gewohnheit zu machen.** Ohne Aufmerksamkeit kein Wahrnehmen, ohne Wahrnehmung keine Erkenntnis, ohne Erkenntnis kein Schaffen neuer Möglichkeiten. Schöpferisch zu sein beginnt mit dem Gewahrsein. Es gilt, allem mit Fragen zu begegnen: **Wieso, warum, wozu?** Es gilt, alles zur Informationsquelle zu machen, **die Dinge selbst erzählen und antworten zu lassen,** notfalls Fachleute zu befragen und bei allem, was man sieht, nachzudenken. **Denn überlegen macht überlegen.**

7. Achtsam sehen heißt
   selbstständig sehen.

   Es geht nicht darum, anderen etwas „nachzubeten" („ja, das sehe ich auch so!"), sondern selbstständig zu sehen. So fällt man nicht in die Opferrolle, sondern sieht mit den eigenen Augen. Das Sehen der meisten ist hörig und erstarrt. Gewöhnen Sie sich daran, nichts als selbstverständlich anzusehen, nichts kritiklos als gegeben hinzunehmen, keinen Meinungen oder Seh-Voreingenommenheiten zum Opfer zu fallen, sondern allen Dingen **mit gesundem Menschenverstand und wissenschaftlicher Gründlichkeit** nachzuspüren. Richtig sehen heißt: **Tatsachen neu sehen oder neue Tatsachen sehen.**

8. Achtsam sehen heißt
   Zusammenhänge sehen.

   Und das heißt: nicht nur mit den Augen, sondern mit dem Geist und der Seele sehen, das Gesehene im Herzen bewegen, durch den Wust von Vorurteilen des Sehens und Denkens hindurch dringen und von bloßen Ansichten unbelastet **zur Einsicht und zur Übersicht gelangen,** zu rechter Wertung, Bewertung und Nutzung. Es heißt das Unerwartete scharfsichtig voraussehen und ihm zuvorkommen, **vorsichtig sehen: vorher richtig sehen, statt sich nachher den Schaden zu besehen.** Es heißt: alle Umstände berücksichtigen, nicht nur die Vordersicht, sondern auch die Rückansicht der Dinge besichtigen.

9. Achtsam sehen heißt
nichts übersehen.

Es gilt, **auch das unwichtig Erscheinende anzusehen,** als ob es wichtig und entscheidend sei, und nichts als gering zu verachten. **Die Augen müssen Fernrohr und Mikroskop unseres Wissensdrangs sein.** Wie wollte ein Dichter die Kleinmalerei, die wir an seinen Werken bewundern, fertig bringen ohne das Vermögen, dort etwas zu sehen, wo andere nichts sehen oder das Ungewöhnliche gewöhnlich sehen. „Der geniale Mensch ist der, der Augen für das hat, was ihm vor den Füßen liegt." Er sieht in allem noch ungelöste, auf Lösungen wartende Probleme, Herausforderungen, Aufgaben.

10. Achtsam sehen heißt
schöpferisch sehen.

Es gilt, **den inneren Spürsinn,** wie er bei Kriminalisten oft bemerkenswert entfaltet ist, ebenso zu betätigen wie **den inneren Bau-Sinn,** der Situationen geistesgegenwärtig erfasst und kreativ neu fasst, die Dinge in Gedanken umstellt, um Schwierigkeiten zu lösen und neue Werte zu schaffen. Es gilt, Dinge, Menschen und Umstände **mit Verständnis und Akzeptanz**

anzusehen und, statt von ihnen beherrscht zu werden, sie mit der Seele zu meistern, günstige Gelegenheiten als solche zu erkennen und zu nutzen oder sie zu schaffen.

11. Achtsam sehen heißt
wertend sehen.

Es heißt, den Dingen, die man erblickt, **ihren rechten Wert und ihren Preis zu geben.** Es ist von Nutzen, wenn man weiß, was eine Sache kostet – an Geld wie an Mühe. Wertend sehen heißt zugleich: Mängel sehen und Möglichkeiten ihrer Beseitigung, Bedürfnisse erkennen, gewahr werden, woran es fehlt und wodurch anderen genützt werden kann. Diese Bedürfnisse befriedigen heißt oft neue Berufe und Einnahmequellen schaffen. Es heißt weiter: **Leerlaufarbeit, Kraftvergeudung, Verschwendung** erkennen und abzustellen, Wissen, Zeit, Kraft, Energie und Geld sparen helfen. Arbeitsgänge vereinfachen oder die Dinge verbessern, heißt aber auch, sich selbst wertvoller machen, durch Leisten leiten, durch Dienen verdienen.

12. Achtsam sehen heißt
Reichtum sehen und schaffen.

Schon mancher wurde reich dadurch, dass er genauer hinsah als andere. **Im Wort „Erfinden" liegt das**

„Finden". Um zu finden, muss man die Augen aufmachen: Da gewahrt einer die Unzweckmäßigkeit des Flaschenkorkens, überlegt, findet und erfindet den Bierflaschenverschluss – ein bisschen Draht, Porzellan und Gummi – und wird mit dieser „einfachen" Erfindung vielfacher Millionär. – Tausend ähnliche Erfindungen haben ihren Schöpfern oder denen, die die Erfindung auswerteten, große Vermögen gebracht. Ihre Aussichten sind keineswegs geringer: **Tausend kleine und große Erfindungen, die dem Menschen das Leben erleichtern und verschönern, harren noch des Meisters, der seinen Sehsinn schult.** „Wie kann ich das Leben anderer bereichern?" ist die Schlüsselfrage, um die in den „Tatsachen" verborgenen Schätze wahrzunehmen und zu Tage zu fördern.

13. Achtsam sehen heißt **wirtschaftlich sehen.**

Es heißt **praktisch und zweckmäßig sehen** und denken. Achtsam sehen bringt Gewinn: Es ermöglicht uns, schneller als andere zu denken und zu handeln, geistig Trägen zuvorzukommen, aus Fehlern anderer zu lernen, besser aufzupassen, Täuschungen zu meiden und Enttäuschungen zu entgehen, den Erfolgssinn immer lebendiger zu betätigen. Oft heißt es, **in etwas Alltäglichem etwas Besonderes zu sehen** und daraus zu machen. Ist etwas effektiv? Wie ist es effizienter zu tun? Das sind

Fragen, die unser aufmerksames Sehen auf die Wirtschaftlichkeit der Dinge lenken.

14. Achtsam sehen heißt
 Einsicht erlangen.

Es heißt – als Letztes und Höchstes – ins Innere der Natur schauen, **den Geist des Lebens in und hinter allem wirken sehen.** Die geistige Schläfrigkeit und Blindheit sind es, die die meisten abhängig machen und verzweifeln lassen. **Sie leben nicht, sie erleiden das Leben und leiden am Leben.** Darum müssen wir sehen lernen! Dann gewahren wir: Es gibt unendlich viel Glück in der Welt. In jeder Sekunde brandet die Flutwelle des Glücks tausendmal um den Erdball. Nur wer schlecht sieht, erblickt überall Leid und Probleme, weil er den Sinn nicht sieht. Wer aber wachsam und achtsam sieht, erkennt den Glücks-Sinn und die hohe Bestimmung allen Seins, erkennt, dass **die Welt so ist, wie er sie ansieht.**

So viele Lebensblinde – so viele Unglückliche. Alle äußeren Nöte haben ihre Wurzeln im Innern – im inneren Blindsein oder im falschen Sehen und Denken.

„Das Licht der Welt schaut jeder, der sieht.
Die Welt des Lichts aber sieht nur, wer schaut."
(Frei nach K.O. Schmidt)

Arbeitsblatt

Bitte füllen Sie folgendes Arbeitsblatt als „Zusammenfassung" dieser Augen-Fibel aus:

An welcher Augenschwäche leiden Sie?
....
....
....
....

Sind Sie deswegen in augenärztlicher Behandlung?
....
....

Lassen Sie sich nach der Lektüre des vorliegenden Buches noch einmal augenärztlich untersuchen?
....

Wie ist Ihre Augenschwäche anatomisch zu verstehen?
Worin besteht die Schwäche auf physischer Ebene?

....
....
....
....
....

Wie deuten Sie die Organsprache für Ihre Augenschwäche?
- auf emotionaler Ebene:

....
....
....

- auf mentaler Ebene:

....
....
....
....

- auf spiritueller Ebene:

....
....
....
....

Welche Schlussfolgerungen ergeben sich daraus für Ihr Leben?

....
....
....
....
....
....
....

Welche unterstützenden Methoden sprechen Sie an und wollen Sie zur Verbesserung Ihrer Sehfähigkeit anwenden (Kapitel V)?

....
....
....
....
....
....
....

Wann beginnen Sie mit dem Augentraining?
(Wenn nicht heute, wann dann?)

....
....
....
....
....

Welche Affirmationen sprechen Sie an?

....
....
....
....
....
....

Welche Affirmationen haben Sie für sich entwickelt?

....
....
....
....
....
....

Wie setzen Sie Ihre Affirmationen konkret ein?

....
....
....
....
....
....

**Welche Entscheidungen treffen Sie JETZT,
um Ihre Sehfähigkeit zu verbessern?**

....
....
....
....
....
....
....

Viel Spaß und Freude wünschen wir Ihnen
beim Üben: gute Augen – gute Sicht!

Bezugsservice

Der Verlag der Internationalen Akademie der Wissenschaften (IAW) bietet ergänzend Audio- und Videoprogramme von Prof. Kurt Tepperwein an:

Trainings-Kassette „Optimales Sehen ohne Brille":

- Eine Kassette **für das tägliche Augentraining**, besprochen von Prof. Kurt Tepperwein – **eine perfekte Ergänzung zum** »Mentales Augentraining«.

  Art.-Nr.: 4218KA. sFr. 19,80 / € 10,-.

Vier Audio-Kassetten „Gesundheits-Trainer":

- Ein **28-Tage-Gesundheitsprogramm**, besprochen von Prof. Kurt Tepperwein – **ein einfaches Programm, um die eigene Gesundheit zu optimieren:**

  Kassette 1: Frei von Angst
  Kassette 2: Frei von Nervosität
  Kassette 3: Die Sprache der Symptome
  Kassette 4: Gesund werden und bleiben

  Art.-Nr.: 4001KA. sFr. 68,- / € 39,-.

Audio- und Videokassette „Gesund und vital":

Ein Seminarmitschnitt zu dem erfolgreichen Seminar von Prof. Kurt Tepperwein „Gesund und vital" (Das Geheimnis lebenslanger Gesundheit!)

- ❑ **Audioprogramm** mit 4 Kassetten
  = 240 Minuten Hörzeit.
  Art.-Nr.: 2022AP · sFr 89,- / € 49,-.

- ❑ **Videoprogramm 1 Video**
  = 120 Minuten Spielzeit
  Art.-Nr.: 3042VP · sFr 89,- / € 49,-.

- ❑ **Sparpaket** Audio- und Videoprogramm.
  Art.-Nr.: 3810SP
  Zusammen: sFr 158,- / € 89,-.

Sie erhalten die Produkte bei:

Deutschland und Österreich:
Versandservice der IAW
Füssenerstr. 52
D-87640 Biessenhofen
Tel: (+49) 08342 898 93 78
Fax: (+49) 08342 27 38

Schweiz:
Versandservice IAW
St. Markusgasse 11,
FL-9490 VADUZ (Liechtenstein)
Tel: 00423 - 2 33 12 12
FAX: 00423 - 2 33 12 14

Leserservice

Prof. Kurt Tepperwein persönlich erleben:

Wünschen Sie, tiefer in das Thema dieses Buches einzusteigen und die Chance zu nutzen, Prof. Kurt Tepperwein live zu erleben?

Wir bieten Ihnen die folgenden Seminare und Ausbildungen an:

Seminare:
- Mentalkybernetik
- Heile dich selbst
- Perlen der Weisheit
- Erfolgreiche Praxisführung
- Erfolg-reich-sein
- Optimales Selbstmanagement
- Atman (Durchbruch zur Wirklichkeit)
- Der Tepperwein-Prozess
- Märchenhaft leben
- Ferienakademien

Ausbildungen:
- Dipl. Lebensberater
- Dipl. Intuitions-Trainer
- Dipl. Bewusstseins-Trainer
- Dipl. Seminarleiter

Heimstudiengänge:
- Dipl. Lebensberater
- Dipl. Intuitions-Trainer
- Dipl. Erfolgs-Trainer
- Dipl. Mental-Trainer
- Dipl. Seminarleiter
- Dipl. Mental-Gesundheitsberater

Gesamtprogramm:
- Gesamtseminar- und Ausbildungsprogramm der IAW
- Neuheiten der Bücher, Audio- und Videoprogramme von Prof. Kurt Tepperwein

Sie erhalten Ihre gewünschten Informationen selbstverständlich kostenlos und unverbindlich bei:

Schweiz: Internationale Akademie der Wissenschaften (IAW)
St. Markusgasse 11 · FL-9490 Vaduz
Telefon 00423 / 233 12 12 · Fax 00423 / 233 12 14

Deutschland: Telefon / Fax 0911 / 69 92 47 (Beratungssekretariat)

Dazu ein persönliches Geschenk: Für Ihre Anfrage bedanken wir uns mit der 20-seitigen Broschüre von Prof. K. Tepperwein „Praktisches Wissen kurz gefasst". Bei der Anforderung bitte darauf hinweisen!

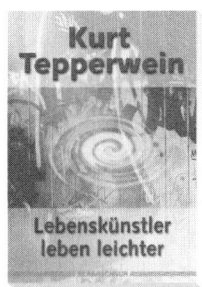

168 Seiten, broschiert,
€ [D] 11,90 / sFr 21,30
ISBN 3-89845-092-9

Kurt Tepperwein
Lebenskünstler leben leichter

In der Schule haben wir gelernt, wie lang der Nil ist, wir wissen, wer Goethe war und wir kennen das Einmaleins. – Aber eines hat man uns nicht beigebracht: wir selbst zu sein.
Erheben Sie sich jetzt über Ihr enges, begrenzendes „Ich" – und erleben Sie ein Leben als „Selbst"! In einfachen Worten erklärt der Autor, wie Sie sich selbst die Krone aufsetzen und von nun an mit Hilfe der Techniken des Geistes endlich das Leben führen können, von dem Sie bisher nur geträumt haben. Denn: Viele Menschen interessieren sich zwar dafür, ob es ein Leben nach dem Tod gibt. Dabei ist es viel wichtiger, dafür zu sorgen, dass es ein Leben davor gegeben hat. Und genau aus diesem Grund sollten Sie dieses Buch zur Hand nehmen ...

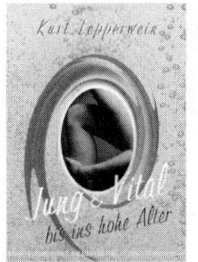

168 Seiten, broschiert
€ [D] 13,90 / sFr 25,10
ISBN 3-931652-81-5

Kurt Tepperwein
Jung und vital bis ins hohe Alter

Einmal mehr macht uns Tepperwein die Möglichkeiten unserer geistigen Kräfte bewusst: „Wir als Menschen entscheiden, ob wir am Strom des Lebens oder dem des Todes teilnehmen ..." – und das in jeder Sekunde unseres Lebens. Jugend und Vitalität bis ins hohe Alter können wir erhalten, wenn wir uns dem Wandel und den Gezeiten des Lebens hingeben, wenn die Quelle unserer Energie der Vitalstrom des Lebens selbst ist. Dazu gehört der freie Ausdruck der Seele, die richtige stoffliche, geistige und seelische Nahrung und der richtige Umgang mit unserer Sexualenergie.

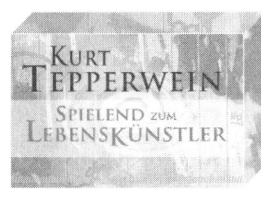

40 Karten in Faltschachtel
€ [D] 9,90 / sFr 19,00
ISBN 3-89845-104-6

Kurt Tepperwein
Spielend zum Lebenskünstler

Mit diesen Karten kommen Sie Ihrem Ziel, Meister des eigenen Lebens zu werden, jeden Tag ein Stück näher. Ziehen Sie dazu morgens intuitiv eine Karte mit der Botschaft für den Tag und lassen Sie die Affirmation in die Aktivitäten des Tages mit einfließen. Lernen Sie, bewusst negative Konditionierungen loszulassen und eingefahrene Glaubenssätze erfolgreich umzuprogrammieren, um endlich ein Leben in Fülle und tiefer Zufriedenheit zu führen. Je häufiger Sie mit den Karten kommunizieren, desto mehr „Ein-fälle" und kreative Impulse werden Ihr Leben bereichern.

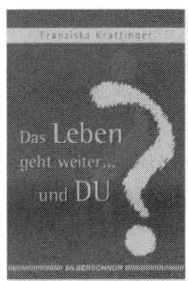

Franziska Krattinger

Das Leben geht weiter ... und DU?

Wissen Sie, was Schaltworte sind? Sind Sie in der Lage, durch Reden Macht zu bekommen? Beherrschen Sie die Körpersprache? Lernen Sie mit Hilfe dieses kleinen Ratgebers, Ihre realen wie auch Ihre nonverbalen Äußerungen sowie die Ihres Umfelds zu entschlüsseln – und werden Sie zu einem bewussten Menschen, der nicht auf alles „antwortet", also reagiert, sondern der nur agiert, wenn es seinem persönlichen Willen entspricht.

192 Seiten, broschiert
€ [D] 11,90 / sFr 21,30
ISBN 3-89845-136-4

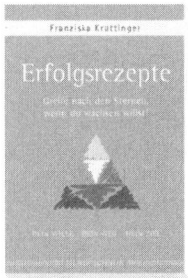

Franziska Krattinger

Erfolgsrezepte

Greife nach den Sternen, wenn du wachsen willst

Menschen leben in ihren Gewohnheiten, und sie wiederholen sich ständig. Um seine Gewohnheiten, die allein aus fixiertem Denken entstehen, zu ändern, muss der Mensch zuerst auf andere Gedanken kommen. Denn andere Gedanken bringen neue Vorstellungen und neue Vorstellungen bringen neue Lebenssituationen. Die richtige Einstellung macht jeden Menschen zum Gewinner! Franziska Krattinger hilft den Menschen, auf andere Gedanken zu kommen und so ihr Leben mit wahrer Freude, tiefer Liebe und verstärktem Bewusstsein dauerhaft zu verändern und sich so den Weg durch den Alltag zu erleichtern.

160 Seiten, broschiert
€ [D] 9,90 / sFr 18,10
ISBN 3-89845-054-6

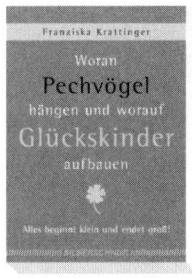

Franziska Krattinger

Woran Pechvögel hängen und worauf Glückskinder aufbauen

Alles beginnt klein und endet groß!

Franziska Krattinger macht mit vielen Tipps auf das Glück aufmerksam! Viele Stolpersteine, genannt Gewohnheiten, verhindern das dauernde Glück. Glück ist eine bewusste Sache. Glückssache ist, wenn Menschen ihr Glück erkennen.
Dieses kleine Buch soll zum Glück vieler Menschen beitragen und mehr Glück in dieser Welt möglich machen.
Gedanken für ein glückliches Leben.

176 Seiten, broschiert
€ [D] 9,90 / sFr 18,10
ISBN 3-89845-048-1

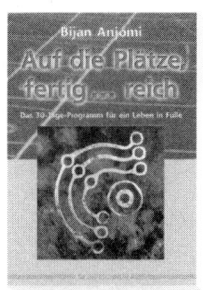

208 Seiten, broschiert,
€ [D] 14,90 / sFr 26,80
ISBN 3-89845-090-2

Bijan Anjomi
Auf die Plätze, fertig ... reich!
Das 30-Tage-Programm für ein Leben in Fülle

Mit 30 einfachen Lektionen führt Bijan den Leser Schritt für Schritt zu vollkommener Gesundheit, Lebensfreude und unbegrenztem Wohlstand. Im Vertrauen auf unsere Höhere Führung werden sich uns Tag für Tag mehr Wunder in unserem Leben erschließen. Wir lernen, unser Ego und seine Verblendungen abzulegen, ganz im Hier und Jetzt zu leben und das Leben in seiner wahren Schönheit zu genießen. Indem wir unser Herz öffnen, uns mit all unseren Sinnen völlig dem Augenblick hingeben und nach Frieden, Licht und Liebe streben, eröffnet sich uns unser wirklicher innerer Reichtum – und das Füllhorn des Universums wird sich über uns ergießen.

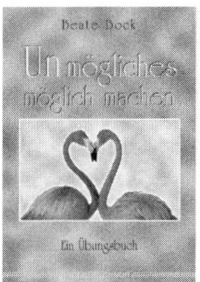

168 Seiten, broschiert
€ [D] 12,90 / sFr 23,50
ISBN 3-932781-67-9

Beate Bock
Un-Mögliches möglich machen
Ein Übungsbuch

Dieses Buch ist für Menschen geschrieben, die ihr Leben in einfacher Weise positiv verändern wollen. Beate Bock stellt Übungen vor, die im alltäglichen Leben mit erstaunlicher Leichtigkeit anzuwenden sind. Jeder kann die für ihn passenden Übungen wählen, um sein Leben einfach und vergnüglich positiv zu verändern.

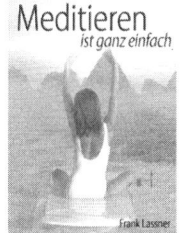

206 Seiten, broschiert
€ [D] 14,90 / sFr 26,80
ISBN 3-89845-117-8

Frank Lassner
Meditieren ist ganz einfach

Dieses Buch ist gedacht als ein ständiger Begleiter, um wieder zu sich selbst zurückzufinden. Denn Meditieren ist für jeden erlernbar: spielend leicht und ohne Vorkenntnisse!
Beginnen Sie jetzt – und Ihre Meditationen werden zu Kurzurlauben im Alltag. Detailliert erklärte Übungen begleiten den weiteren Übergang vom Meditieren zum meditativen SEIN, damit sich Ihr Leben radikal verändern kann. Lernen Sie Ihre Gefühle kennen, durchschauen Sie Ihre Motive und erspüren Sie die Zeitlosigkeit Ihrer Existenz. Jede Zeile wird Sie berühren ...

Caducee Edition

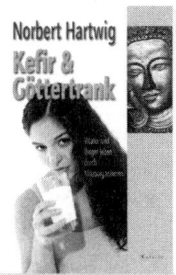

192 Seiten, broschiert
mit viel. Abbildungen
€ (D)14,90 / SFr 26,80
ISBN 3-937464-06-9

Norbert Hartwig
Kefir und Göttertrank
Vitaler und länger leben durch Mikroorganismen

In diesem Buch wird das Wissen um die Urkräfte in den Gärprodukten wie Kefir, altindisches Soma oder germanischer Göttertrunk Met wieder zugänglich gemacht – das Wissen um die Mikroorganismen, die es überall in Hülle und Fülle gibt, wo das Leben erblüht.
Der Physiker Norbert Hartwig, bekannt aus Presse und TV, stellt in seinem Buch anschaulich die natürlichen Zusammenhänge zwischen Ernährung, Immunsystem, Gesundheit und Mikroorganismen aus Gärprodukten dar. Er gibt zahlreiche Empfehlungen, wie diese Urkäfte der Natur wieder aktiviert werden können.

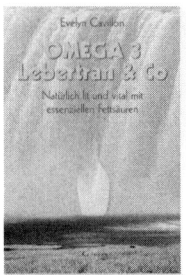

96 Seiten, broschiert
€ (D) 6,50 / SFr 12,10
ISBN 3-937464-11-5

Evelyn Cavillon
Omega-3, Lebertran & Co
Natürlich fit und vital mit essenziellen Fettsäuren

Zu viele Kilos? Gelenkschmerzen? Entzündungen oder Allergien? – Die Omega-3-Fettsäuren schützen Sie vor zahlreichen Krankheiten und können einige sogar erfolgreich bekämpfen. Die Omega-3-Welle erfasste zunächst Frankreich und schwappt nun auch zu uns herüber: Bei Ölen, Margarinen und Brotsorten findet man dieses Zauberwort schon. Doch Omega-3 ist nur die Neuauflage eines alten „Wundermittels": Lebertran! Diesem sagte man schon früh nach, dass er gegen Rachitis und Tuberkulose schützen und sogar die Entwicklung der Intelligenz fördern soll. Entdecken nun auch Sie die vitalisierende Kraft der Omega-3-Säuren.

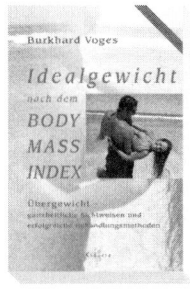

80 Seiten, broschiert
€ (D) 6,50 / SFr 12,30
ISBN 3-937464-01-8

Burkhard Voges
Idealgewicht nach dem Body Mass Index
Übergewicht - ganzheitliche Sichtweisen und erfolgreiche Behandlungsmethoden

Verständlicherweise möchte man sich abends, nach einem harten und anstrengenden Arbeitstag, kulinarisch verwöhnen – vor dem Essen noch Sport treiben, kommt häufig nicht in Frage. Aber ohne Konzept und Disziplin verliert man nicht überschüssige Pfunde. Wie man es am besten schafft, ohne großen »Leidensdruck« doch noch abzunehmen, erklärt in diesem kleinen Band der erfahrene Heilpraktiker Dr. Voges.

Caducee Edition

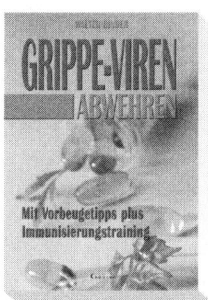

128 Seiten, broschiert
€ [D] 11,90 / sFr 21,30
ISBN 3-89845-161-5

Walter Binder
Grippe-Viren abwehren
Plus Vorbeugetipps und Immunisierungstraining

Der Heilpraktiker Walter Binder zeigt in seinem neuesten Buch nun anhand des natürlichen Medikamentes Cystus©, dem Wirkstoff der Cistrose, auf, wie man zum einen sein Immunsystem dauerhaft stärken und so jeder Grippe den Garaus machen kann. Zum anderen kann er mittels zahlreicher Studienergebnisse sogar untermauern, dass man mit der Cistrose auch bei einer bereits bestehenden Grippe oder anderen bakteriellen und viruellen Krankheiten verblüffende Ergebnisse erzielen kann. – Unter Umständen kann Cystus© bald gar DAS Vorbeugemedikament gegen jede Art von Grippe sein!

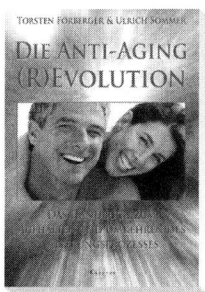

ca. 216 Seiten, broschiert
€ [D] 14,90 / sFr 26,80
ISBN 3-89845-166-6

Torsten Forberger / Ulrich Sommer
Die Anti-Aging (R)Evolution
Das Handbuch zum Aufhalten und Umkehren des Alterungsprozesses

Es existiert zur Zeit kein einziges Anti-Aging-Buch auf dem Markt, in dem die objektiven Daten und Fakten über die Langlebigkeit so systematisch, übersichtlich und gut verständlich zusammengetragen wurden wie in diesem Band des Heilpraktikers Torsten Forberger und des Apothekers Ulrich Sommer.
Die Autoren behandeln die neuesten Methoden, die einem Anti-Aging-Quantensprung erlauben und ein Alter von 90 oder 100 Jahren in vollständiger Gesundheit in den Bereich des absolut Möglichen rücken.

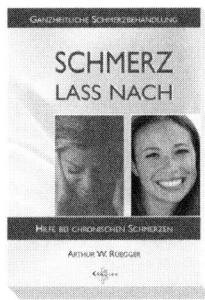

ca. 144 Seiten, broschiert
mit farbigen Abbildungen
€ [D] 12,90 / sFr 23,50
ISBN 3-89845-141-0

Arthur Rüegger
Schmerz lass nach
Hilfe bei chronischen Schmerzen

Der Autor zeigt in diesem Buch auf revolutionär einfache Weise die Zusammenhänge zwischen Körper, Geist und Seele auf und legt, indem er den Menschen ganzheitlich betrachtet, die Ursachen von Schmerzen und Krankheiten klar verständlich offen. Auf auch für Laien leicht nachvollziehbare Art gibt er zudem wertvolle Tipps, wie jeder das „Übel an der Wurzel packen" und sich durch eine einfache Veränderung alltäglicher Gewohnheiten selbst heilen kann.
Wer dieses Buch gelesen hat, braucht vor Schmerzen keine Angst mehr zu haben!

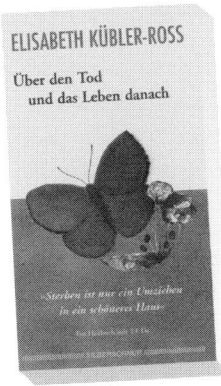

Elisabeth Kübler-Ross
Über den Tod und das Leben danach
Ein Hörbuch mit 2 CDs, je ca. 75 Min.
€ (D) 24,90 / sFr 45,90
ISBN 3-89845-122-4

Dies ist das erste Hörbuch eines Werkes der bekannten Sterbeforscherin Elisabeth Kübler-Ross. Gleichzeitig ist es eine Einladung, sich auf die tröstenden und einfühlsam gesprochenen Worte einzulassen, die sowohl Einblick in die wissenschaftliche Forschungsarbeit und deren Ergebnisse gibt als auch viele Denkanstöße bereit hält.
Überzeugend und einfühlsam beweist die Autorin, dass es ein Leben nach dem Tod gibt.

Verlag »Die Silberschnur« · Steinstraße 1 · 56593 Güllesheim
SILBERSCHNUR

Verlag

»Die Silberschnur«

Postfach 41

D-56590 Horhausen

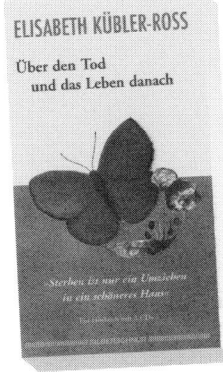

Elisabeth Kübler-Ross
Über den Tod und das Leben danach
Ein Hörbuch mit 2 CDs, je ca. 75 Min.
€ (D) 24,90 / sFr 45,90
ISBN 3-89845-122-4

Dies ist das erste Hörbuch eines Werkes der bekannten Sterbeforscherin Elisabeth Kübler-Ross. Gleichzeitig ist es eine Einladung, sich auf die tröstenden und einfühlsam gesprochenen Worte einzulassen, die sowohl Einblick in die wissenschaftliche Forschungsarbeit und deren Ergebnisse gibt als auch viele Denkanstöße bereit hält.
Überzeugend und einfühlsam beweist die Autorin, dass es ein Leben nach dem Tod gibt.

Verlag »Die Silberschnur« · Steinstraße 1 · 56593 Güllesheim
SILBERSCHNUR

Verlag

»Die Silberschnur«

Postfach 41

D-56590 Horhausen

Ja, ich möchte gerne weitere Informationen erhalten.

Bitte senden Sie mir ○ per E-Mail *oder* ○ per Post

○ Ihr Verlagsprogramm
○ Informationen zu ähnlichen Themen
○ Informationen zu Büchern über

- ○ Engelwelten
- ○ Karma & Wiedergeburt
- ○ Ganzheitliches Heilen
- ○ Seelenleben der Tiere

- ○ Jenseitswelten
- ○ Lebenshilfe
- ○ Astrologie & Numerologie
- ○ Orakel, Tarot und Karten

- ○ Paranormale Fähigkeiten
- ○ Natürliche Gesundheit
- ○ UFOs & Kornkreise

___

Name, Vorname   E-Mail

___

Straße, Hausnummer

___

Land, PLZ, Ort

Diese Karte entnahm ich dem Buch: _____

Ich fand das Buch inhaltlich   ○ sehr gut   ○ mittel   ○ nicht gut
und die Gestaltung   ○ sehr gut   ○ mittel   ○ nicht gut

Ja, ich möchte gerne weitere Informationen erhalten.

Bitte senden Sie mir ○ per E-Mail *oder* ○ per Post

○ Ihr Verlagsprogramm
○ Informationen zu ähnlichen Themen
○ Informationen zu Büchern über

- ○ Engelwelten
- ○ Karma & Wiedergeburt
- ○ Ganzheitliches Heilen
- ○ Seelenleben der Tiere

- ○ Jenseitswelten
- ○ Lebenshilfe
- ○ Astrologie & Numerologie
- ○ Orakel, Tarot und Karten

- ○ Paranormale Fähigkeiten
- ○ Natürliche Gesundheit
- ○ UFOs & Kornkreise

___

Name, Vorname   E-Mail

___

Straße, Hausnummer

___

Land, PLZ, Ort

Diese Karte entnahm ich dem Buch: _____

Ich fand das Buch inhaltlich   ○ sehr gut   ○ mittel   ○ nicht gut
und die Gestaltung   ○ sehr gut   ○ mittel   ○ nicht gut